睡眠は朝からはじまる

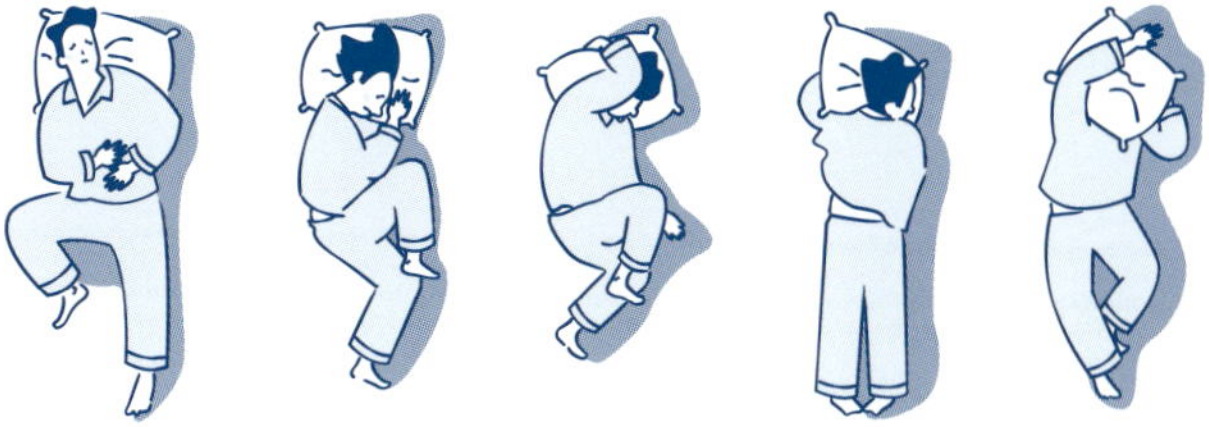

一般社団法人 ライフシフト睡眠メンタリーヘルス協会 代表理事
藤井 英三［著］

ビジネス教育出版社

はじめに

「検査の結果、残念ながら前立腺のがんです」
52歳の時、がん告知を受けた私は、目の前が真っ暗になりました。会社員をしていた当時は、毎日慢性的なストレスを抱え、睡眠不足。しかし、告知当初は私も全く気付いていませんでした。「睡眠不足」が根本の原因だったということに。

はじめまして。睡眠コンサルタントの藤井英三と申します。現在は企業様や個人様向けに、睡眠のコンサル、セミナー、社員研修、製品開発・監修、睡眠の専門家育成などを行っています。今思えば、「52歳のがん告知」がきっかけで私の生活はガラッと変わりました。どのように変わったと思いますか？　まずはがんを経験したあとの職業が、サラリーマンからカウンセラーに変わりました。

現在63歳。今は使命感を持って、自分という人間を最大限に出せる環境で、毎日活き活きと仕事をしています。

なぜ本書を出そうと思ったのか。理由を挙げればキリがありません。自分自身、睡眠を知ることで、将来の身体に起こりうる認知症などの予防に繋がったこと。同時に毎日の生活のパフォーマンスが劇的に上がりました。

「睡眠のことをお伝えする活動」を通して、私に関わってくださる人や企業様の人生は、少しでも良いものに変えることができたと、おこがましくも自負しています。しかし、まだ私が出会えていない人で、睡眠に悩まされている多くの日本人がまだまだいる。そう考えると夜も眠れないのです（笑）

気がかりなことで眠れないと、睡眠の質も下がりますからこれは危険です。（メカニズムは後でたっぷりとお伝えします）「睡眠を改善することが、自分の明るい未来に繋がっていく」ということを、よりたくさんの人たちに伝えたいのです。

本書では少しびっくりしてしまうような内容や、恐怖を与えてしまう場面もあるかもしれません。しかし、知っていただきたいのです。「決して睡眠を軽視してはいけない」ということを。私自身が痛いほど経験してきたからこそ、語れるのです。

私が前立腺がんの告知を受ける少し前の生活について、話を戻します。当時はスーパーのバイヤーをしており、仕事柄1人で動くことが多く、不規則な毎日を送っていました。定時で終わるような仕事もダラダラと時間をかけ、終電で帰ることもありました。

結果、毎日の睡眠時間はわずか4〜5時間程度でした。

決してブラック企業ではなく、それどころか社員の健康管理に積極的に取り組んでいる素晴らしい会社でした。

昔の私は長時間働くことを美徳と勘違いしていたのです。「毎日重要なことに取り組んでいる」「一生懸命働いて家族を守らなければ」と思い込み、寝る時間も惜しんで働いていました。当時の私の働く姿勢は、家族さえも「もう少し休んだら？」と口を挟めないほどのオーラを放っていたようです。

ふらふらとトラックに飛び込もうと思った時もあります。間一髪で助かりましたが、今あの時のことを振り返ると、慢性的な睡眠不足で判断力が低下した状態でした。

もし睡眠についての知識があれば、仕事よりも睡眠時間を優先すべきであることを知っていれば、違った結果になったかもしれません。睡眠不足は、自分の健康を脅かす行為だったと、がんになって初めて気づきました。

私は昔から一つのことを徹底的に突き詰めようとする性分でしたので、がんになった理由を自分が納得できるまで調べることにしました。

ここで前立腺がんについても触れておきます。最近男性の間で「前立腺がん」が増えているのをご存じでしょうか？　前立腺がんは進行がゆっくりであり、比較的軽度ながんです。

私は手術で全摘出しました。

前立腺は尿道を包むように位置しているので摘出手術をするとその部分の尿道も一緒に摘出されます。さらに尿道が漏れないように締めつけてくれる尿道括約筋の一部も一部切除されます。すると尿道が短くなり締める筋肉も少なくなるのでどうしても尿漏れしやすくなります。多くの方は術後尿漏れは止まるようですが残念ながら私は完全には止まらない状態です。

手術でがんは取り除かれましたが、その代わりに「尿漏れ」と一生付き合うことになりました。実は尿漏れが気になり夜中に何度も目を覚まします。結果、睡眠不足の睡眠の専門家なんです（笑）

このように、前立腺がんは、手術で取り除いたとしても、一生頻尿や夜中の尿意に悩まされる場合があります。私自身いまだに悩んでいますし、将来は紙おむつのお世話になります。

がんの治療後、いろいろ睡眠について学び、当時の様子を振り返った結果、「無呼吸症候群」の可能性も高いことに気付き、対処するための方法を探しました。いびきについては第1章で詳しく解説します。

「睡眠は私の健康と幸福に欠かせない要素だったんだ。これからの人生、健康を維持するために睡眠を軽視することはできない」

睡眠の質と量を改善するために、正しい姿勢や環境の整備、ストレス管理などを意識しました。色々と調べていくうちに「睡眠」という仕事や協会があることを知ります。私は「一般社団法人睡眠栄養指導士協会」で資格を取得するなど、睡眠に関する学びを進めました。

「睡眠の大切さを広めていくことにこれからの人生を捧げよう」

34年勤めた会社を定年3年前に退職し、睡眠コンサルタントとして事業を始め「一般社団法人ライフシフト睡眠メンタリーヘルス協会」を設立しました。

現在は個別の睡眠コンサルに加え、睡眠の大切さを伝える活動をしています。警察本部で警察官向けの睡眠研修を行ったこともあります。

また、中小企業向け働き方改革としての商工会議所での睡眠セミナー、健康増進のための市民健康セミナー、生徒の学力アップのための高等学校教職員組合での睡眠研修、中学校で生徒の学力アップのための睡眠授業なども行っています。

今特に力を入れているのは企業研修です。社員の睡眠が良くなるだけで、一人ひとりの仕事の効率がアップするので、結果的にそれが会社の生産性につながり、働き方改革にもつながっていきます。

特に本書ではサラリーマンの方や、会社役員の方にとっても重要な内容を記載しました。今一度自分自身や社員の「健康」について、睡眠という切り口から見直し、仕事のパフォーマンス向上に繋げていただけると幸いです。


日本人は「健康意識」がとても高い国民です。

健康系のテレビ番組やYouTubeもたくさんありますし、ヨガ・ピラティスなども女性に大人気。整体院はコンビニよりも多く存在すると言われており、巷ではコンビニ感覚で運動ができる「お手軽スポーツジム」も流行っています。

あなたが健康について考えるとき、まず何を思い浮かべますか？　よくいわれるのが「栄養・運動・睡眠」3つのバランスですよね。今でこそ「睡眠」が少しずつテレビ番組などでクローズアップされるようになり、睡眠の質を気にする人が少しは増えてきたのかもしれません。

しかし数年前までは「健康を気にするために栄養価の高いものや無農薬の野菜を取り入れている」という言葉や、「健康のために運動や筋トレを始めた」など、栄養や運動面で行動している人は見かけても、「睡眠を改善するために○○をしています！」という人はあまりいなかったのではないでしょうか？

日本人の特性かもしれませんが、寝る間も惜しんで働くことを「美徳」として考えている人が今だに多いようです。むしろ寝ること自体がもったいないと思われ、睡眠時間が減ればもっと働けると考える人もいます。

がんばり屋の日本人にこそ「睡眠の正しい知識」が必要です。現在の睡眠コンサルタントとしての人生は、睡眠不足が祟ってがんになってしまった過去の私からのプレゼントなのかもしれません。今では過去の自分に感謝をしています。おかげで今私は、使命感を持ち、自分の持てる力を最大限に活かしながら、充実した第二の人生を充実して歩んでいます。

本書があなたにとって、人生を変えるきっかけとなれば幸いです。

推薦の声①

歯科開業医 M・Oさん

日中スッキリしない感じのことがあり、睡眠の質が悪いのか、量が足りないのか、どう改善できるのかを知りたいと思い、仕事もパフォーマンスの向上につながること、生活の質も向上することに魅力を感じて睡眠アドバイザーの認定講座を受講しました。

良質の睡眠のための知識と実践方法、また必要なものが手にいれられて、生活や仕事の質が向上したこと。

講師（藤井さん）との繋がりが出来、相談ができるようになったこと！ が良かったです。

1日の三分の一を占める睡眠が人生に及ぼす影響はとてつもなく大きいものです。ほんの少しの改善でも絶大な影響のある睡眠を快適なものにし、大いに人生を楽しみましょう！

推薦の声②

スタディ・コーチング・ラボラトリー（不登校生徒支援）　福田 秀一さん

不登校の生徒たちは生活リズムが昼夜逆転することが多く、睡眠に関する指導が必要だと考えていました。私自身が睡眠に関する学びを深めたことで、生徒たちや保護者に対して自信をもってお話しすることができるようになり、生徒たちも、私自身も生活リズムが整ってきました。朝のちょっとした行動を変えるだけで、体調が劇的によくなるなんて目から鱗でした。

推薦の声③

体質改善コーチ　村尾 奈緒さん

睡眠の事については、深く知らなかったのですが新しい発見の連続でした。自分の身体で実験していく中で、「あー！　自分は今まで睡眠不足だったんだ。身体を大切に扱おう！」と思うようになり、時間の使い方を考えるようになりました。睡眠の質と共にパフォーマンスも上がってきていると感じます。全ての方に睡眠の事を知っていただきたいです。がんばるよりも、睡眠第一です！

推薦の声④

株式会社ラストウェルネス（フィットネスクラブ運営）脇谷正二さん

ただ運動で筋力をつけるだけではなく、もっと幅広く生活者の悩みをサポートしたいと考えている中で、睡眠と栄養はとても重要なテーマだと感じていました。藤井さんの睡眠サポートは実践的でとても分かりやすい内容でした。現在「睡眠指導」は当社の新たなコンテンツの一つになっており、会員様のサポートに活かしています。

ただ、睡眠についての知識を学べただけではなく、事業にも活かせていることが嬉しいです。

推薦の声⑤

メンタルサポートルームＭａＲｕＮ（相談・研修事業）亥下 のりこさん

うつ病や睡眠障害を経験しました。藤井先生に出会い、睡眠を自分の生活に取り入れるだけでなく、より多くの方の心と体の健康をサポートしたいと思うようになりました。多忙になっても睡眠を意識するようになったことが一番大きいと思います。メンタルサポートを行う上での入り口の講座として睡眠を持ってくることで、次に繋げやすく、事業拡大にはとても大きな要素のひとつだったと実感しています。

目次

『睡眠は朝からはじまる』

第3章 そもそもなぜ人は眠るのか？

第1章

日本は睡眠後進国

睡眠について学ばない日本人

健康は栄養と運動、睡眠の3つのバランスが大切です。

ではそれらはどこで学ぶでしょうか。

24時間スキマ時間でちょこっとだけ運動できるジムが流行っていたり、ファスティングやダイエットが話題になったりしています。栄養や運動についての情報は常に身近にあり、コンテンツも豊富です。

栄養士の資格をもっている人は延べ100万人以上いると言われており、労働人口の100人に1人以上は栄養士ということになります。また、料理研究家や飲食店の方も栄養について勉強している人が多いです。日本人は栄養について熱心に学んでいるのです。

運動についても、幼稚園のかけっこから始まり、学校の体育の授業やクラブ活動、大人になってからのジム通いやウォーキング、そしてご年配のリハビリまで、一生涯にわたって関わっていきます。

しかし、睡眠についてはどうでしょう。学ぶ機会がほとんどないのが実状です。家庭科の授業で少し学ぶくらいでしょうか。私から言わせると、睡眠に関しての知識を身につけるには、その程度では全く足りません。

健康には「メンタル面」の要素も深く関わってきます。実はメンタルも睡眠に深く関係しています。

「精神を病んで病気になった」という話はよく聞きます。しかしもしかすると、「精神を病んで寝不足になった結果、病気になった」のかもしれません。

皆さんご存知の通り、人生の1／3は寝ていると言われます。現代は人生１００年時代、と言うことは人生のうち30年以上を寝て過ごすことになります。

質問です。みなさんは睡眠中、自分の身体がどんな状態になっているかを考えたことがありますか？「夢をみてる」と答える方もいると思いますし、「覚えていない」と答える方もいるでしょう。このように睡眠中に身体がどのような状態になっているのか、多くの人は理解していません。

私自身もそうだったのですが、「なぜ睡眠が必要なのか」その本質的な理由を知らずに軽視している日本人はとても多いように思います。

ところが、人は体調不良になると本能的に睡眠を求めています。風邪を引いたら何をしますか？　昼でも横になりますし、仕事があったとしてもいつもよりは早めに寝ますよね。過労で倒れた方が病院に搬送されると、点滴を受けながら、看護師さんに「横になってしばらく安静にしてください」と言われます。「体調不良」という身体からの危険信号が出て、初めて人は睡眠を意識するんです。

世界一睡眠時間の短い日本人

日本人の睡眠時間は、世界的に見ても非常に短いことが知られています。あなたの平均睡眠時間はどのくらいですか？　私が過去に聞いてきて、一番多い回答は「6時間」でした。それも「結構寝ている」という感覚で6時間と答える方が多く、非常に危機感を覚えます。

米国睡眠協会の情報によると、成人のふさわしい睡眠時間は7～9時間です。わずか1時間短いだけですが1年で365時間、約15日分なんと半月も寝ていないことになります。6時間睡眠の場合、それを慢性的に続けてしまうと、集中力と免疫力が大幅に低下し、心臓に大きな負担がかかります。さらに6時間睡眠の継続は、肥満にもなりやすく、糖尿病やうつ病などの発症リスクが大幅に上がるということが、さまざまな研究で明らかになっています。

睡眠時間に関するＯＥＣＤ（経済協力開発機構）の２０２０年の調査（※１）では、日本人の睡眠時間は38か国の加盟国で最下位であることが判明しました。２０１８年の厚生労働省「国民健康・栄養調査」で、20歳以上の平均睡眠時間を調べた結果、７時間以上の睡眠をとっている日本人の割合は、わずか27・４％。一方、ＯＥＣＤ（※２）の平均睡眠時間は８時間25分であり、これに比べると日本人の睡眠時間は明らかに不足していることが分かります。

日本の人口で7割以上の方が、睡眠不足の状態で生活しているという衝撃の事実が浮かび上がってきたのです。（※３）

原因としては日本社会の働き方や忙しい生活スタイル、ストレスの多さなど、様々な要因が考えられます。睡眠不足は体の免疫力や集中力の低下、心身の疲労感などさまざまな問題を引き起こす可能性があります。

※１：参考文献によって異なるデータがありますので、数値は一例です
※２：世界の平均睡眠時間は年々変動するため、最新のデータに基づいた数値が必要です

図1　日本人の睡眠は世界ワースト1位

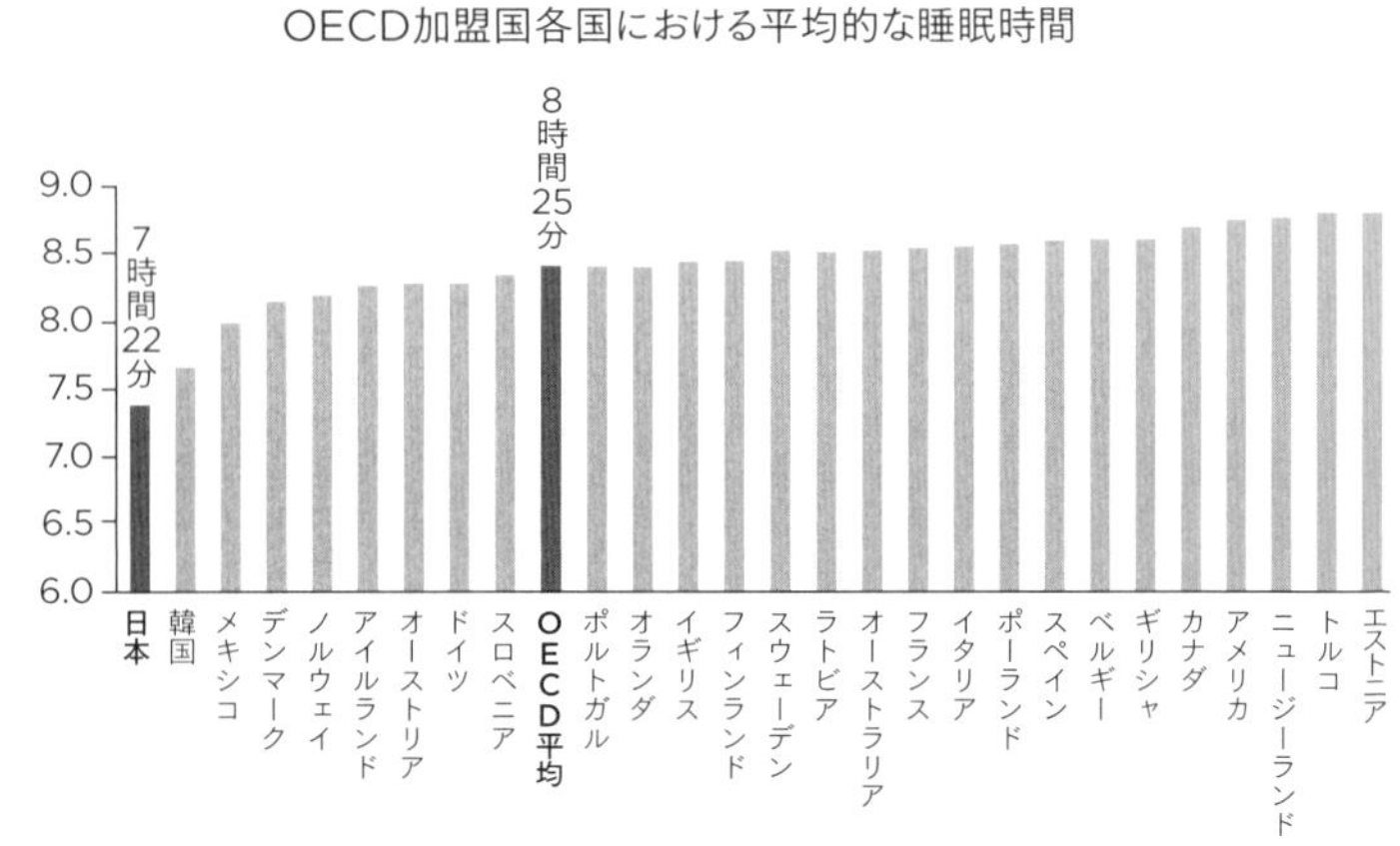

※ OECD（経済協力開発機構）2018 年の国際比較調査（Gender Data Portal 2019）

※3：国別睡眠不足が日本人にとって深刻な問題であることは確かです。過去の調査や報告で発表されています

日本人の睡眠不足は、長時間労働による高いストレスレベル、スマートフォンやインターネットの普及による夜型生活など、現代のライフスタイルに起因します。睡眠は、私たちの日常生活において不可欠な要素であり、身体と心の健康を維持する上で重要な役割を果たしています。適切な睡眠時間を確保することは、長期的な健康と幸福のために欠かせません。

次に、「睡眠時間による死亡リスクの比較」という研究結果グラフに基づく、睡眠時間と死亡リスクの関係についてです。近年の研究では、睡眠時間が短すぎる場合や長すぎる場合に、様々な健康問題や早期死亡リスクが増加する可能性が示唆されています。次に示す「睡眠時間による死亡リスクの比較」という表は、睡眠時間帯別の死亡リスクを比較したものです。

睡眠時間が7時間の範囲にある場合、死亡リスクは最も低い数値となっています。(図2)これは、一般的に健康な成人が必要とする推奨される睡眠時間です。睡眠時間が6時間に減少すると、わずかに死亡リスクが上昇します。

さらに、睡眠時間が5時間以下になると、死亡リスクは中程度に上昇します。これは、慢性的な睡眠不足が身体に及ぼす悪影響が表れていると言えるでしょう。特に心血管疾患や代謝異常のリスクが増加するとされています。

さらに、睡眠時間が4時間以下に減少すると、死亡リスクはさらに高くなります。短時間の睡眠は、免疫機能の低下や認知機能の障害など、身体のさまざまな側面に悪影響を及ぼすそうです。では長く寝ればいいかと言うとそうではないのです。9時間以上の長時間睡眠も、死亡リスクの増加と関連しています。

「睡眠と死亡リスクの関連性」と聞くと、少し怖いと感じてしまう方もいらっしゃるでしょう。グラフはあくまで一般的な傾向を示したものであり、個人の特性や状況によって異なり

図２　睡眠時間による死亡リスクの比較

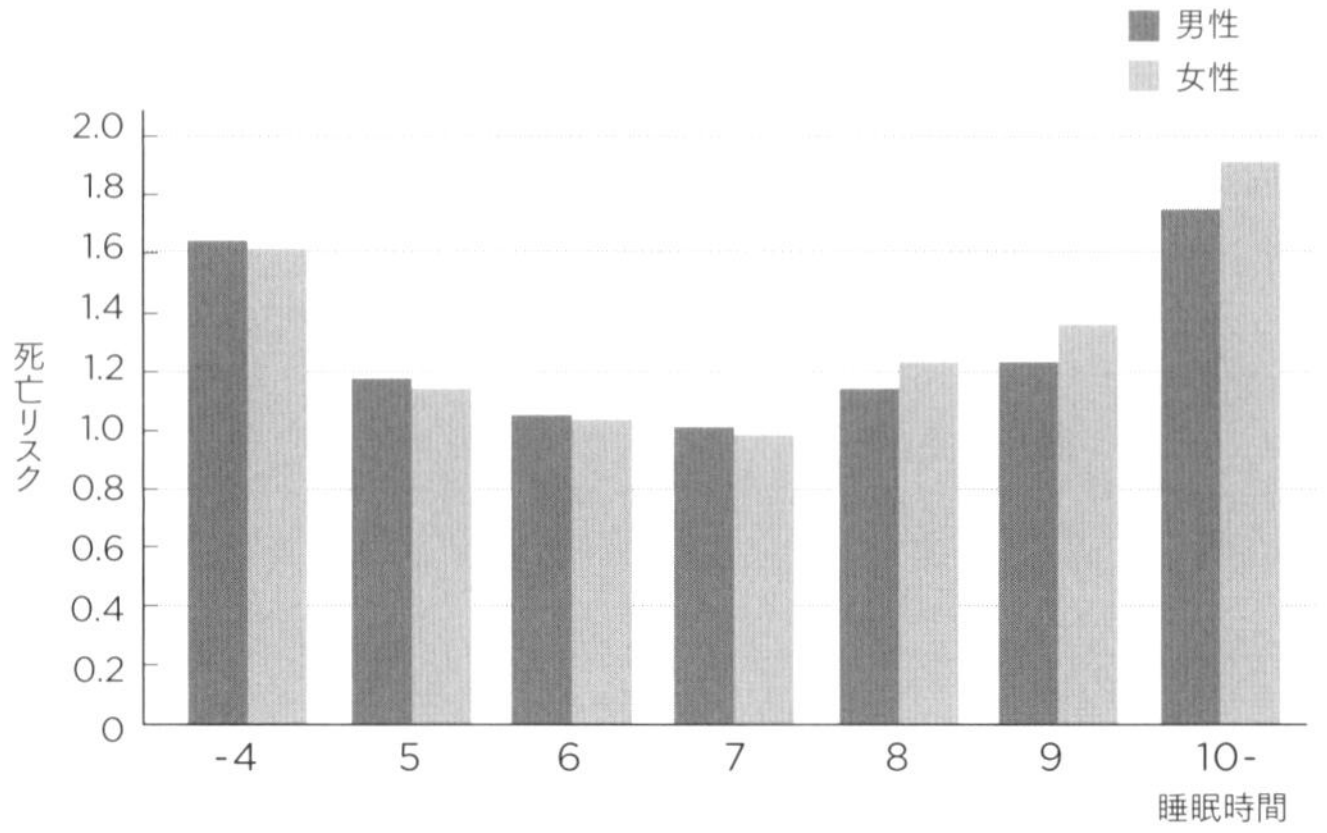

https://www.karadacare-navi.com/tips/08/

ます。一部の人々は短い睡眠時間でも健康を維持できていますし、一方で長時間の睡眠が必要な場合もあり、個人差があるのも事実です。

このグラフの提示で私が言いたいことは「6時間睡眠は結構寝ている方だから大丈夫」という間違った概念を一度リセットしてほしいということです。

「普段は5時間しか寝てないから土日は昼まで寝溜めをするから大丈夫」という、その日その日の睡眠時間の「長さ」で、健康の帳尻を合わせるのは間違っているということを知ってほしいのです。「寝溜めは効かない」のです。

そして、睡眠の長さではなく「睡眠の質」に意識をフォーカスしてほしいです。さらに

「何時に寝るか？」より「何時に起きるか？」も大切です。起きる時間は毎朝一定が好ましいです。「睡眠は朝からはじまる」という本書のタイトルも、「起きる時間」に睡眠改善の鍵があるという点に関連してつけました。

本書では睡眠の質に着目した身体とホルモンの関係性や、なぜ「起きる時間」に睡眠改善の鍵があるのか、を紐解いていきます。

世界で成功している人ほどよく寝る

アメリカでは、睡眠が経済に及ぼす影響の大きさにいち早く気付いた企業が増え、社員の健康維持と生産性向上に取り組むための健康経営が注目されています。米国職業環境医学会（ＡＣＯＥＭ）は、優れた健康経営企業を表彰しており、これまでにＩＢＭやジョンソン・エンド・ジョンソン、アメリカン・エキスプレス、ダイムラー・クライスラーなどがその名を連ねています。

健康経営が企業業績の向上にどれほど寄与しているのかを調査すると、優れた健康経営企業が大きく他を上回っていることが分かります。健康経営と企業業績には明らかな相関関係があり、金融機関が融資判断において重要な要素として考慮しているのです。

米国ペンシルベニア大学とオーストラリアの研究機関の報告によれば、6時間しか眠らなかった場合、なんとウイスキーをショットグラスに4杯飲んだのと同じぐらい、集中力が低下することが判明しました。

多くの人々が「自分は6時間の睡眠でも問題ない」と思っているかもしれませんが、睡眠不足は徐々に習慣となり、自分が本来よりも高いパフォーマンスを発揮できることを忘れさせてしまいます。

実際に多くの人々がこのような状態で仕事の案件を処理し、会議で重要な決定を下しているのです。もし会議にウイスキーを飲んで出席している社員がいたとしたら、あなたはどのように思うでしょうか？

あなたがこの事実を知った上で、もし部下や同僚が自分の睡眠時間について尋ねられ、「6時間眠れたら問題ありません」と答える人がいた場合、その社員に仕事を任せたいと思いますか？

実際、アメリカの大手企業の経営者たちは、ビジネスで最高のパフォーマンスを発揮するために、十分な睡眠時間を確保するよう心掛け、社員にも徹底しています。

マイクロソフトのＣＥＯであるサティア・ナデラ氏も、「8時間眠ったときには調子が良い」と述べています。また、睡眠時間が8時間の場合、注意力が高まり思考も明確になると、Googleの元会長兼CEOであるエリック・シュミット氏も述べています。

事例からも明らかなように、成功している人々は集中力を高め、ハイパフォーマンスを維持するために、睡眠を大切にしています。ビジネスのパフォーマンスを向上させるためにも、最低7時間の睡眠時間を確保することが重要です。

就寝時間より起床時間が大事

明日は仕事が休みだから、いつもより2時間長く寝て睡眠時間を確保しようとした経験は社会人の方であれば誰もがあるでしょう。私も30〜40代の会社員真っ盛りの時代はそうでした。朝起きる時間を遅めにずらし、長く寝ていることは実は危険だったということに、気付いた頃にはもう手遅れでした。

実は寝る時間よりも起きる時間の方が重要です。睡眠の質を改善する際、就寝時間を調整するよりも、起床時間を調整する方が何倍も良いのです。

6時なら6時。7時なら7時と、起きる時間を一定に保つことで、日中の活動時間が安定してきます。そのため、結果的に日々の睡眠時間も安定するのです。今日からでも、朝の起きる時間を固定にしましょう。

コロナ禍以後、在宅で仕事をする人が増えました。

すると「いつ起きても良い」という時間の制約がないため、昼までどの時間に起きても問題ない。すると、「いつ寝ても良い」という状態につながります。結果的に夜中まで起きて、時間が不規則になることもあります。

人間は本来太陽が昇り沈む時間帯で生活する生き物で、夜行性ではありません。たまたま「電気」という文明の力を手に入れたため、夜間でも活動できるようになっただけなのです。

今から50年程前の話、私が中学生だった頃にはテレビの放送も23時くらいで終了し、それ以降は砂嵐かテストパターンが表示される時間でした。その頃の多くの日本人は22時頃には寝ていました。お店も午後6時か7時には閉店していました。24時間コンビニはなく、1974年にセブンイレブンが東京都の豊洲に一号店を出店しましたが、朝7時から夜11時まで営業するととても大きな話題になりました。営業時間が店名になったのです。

人間は原始時代から約何万年もの間、日が沈むと同時に睡眠に入っていく生活習慣は変わっていなかったのに、たった40~50年で生活のリズムが変わってしまいました。つまり、生活のリズムが夜型に移行していったのは、ほんの最近なのです。

図３　不登校のきっかけ（不登校に関する実態調査／文科省）

不登校のきっかけ		比率	回答数
1位	友人との関係（いじめなど）	53.7%	849
2位	**生活リズムの乱れ（朝起きられないなど）**	**34.7%**	**548**
3位	勉強がわからない	31.6%	500
4位	先生との関係	26.6%	420
5位	クラブ活動での人間関係	23.1%	366

N=1581／複数回答可

引用：https://news.yahoo.co.jp/byline/ishiishiko/20180124-00080696

今、子供たちの睡眠が危ない

お子様を持つ方はイメージしやすいと思いますが、「不登校」と聞くとどんな理由が思い浮かびますか？　学校内でのいじめや学業についていけなくなったなどが浮かぶかと思います。しかし、今不登校になる学生さんが「朝、起きられない」という理由で増えていることをご存知でしょうか。

文科省の調査（図３）によれば、生活リズムの乱れが不登校の原因となるケースは34％ありました。実際、不登校の人のうち３人に１人が朝起きられないことを理由にしていたのです。この結果を見て「最近の子は甘えす

図４　小児期に必要な標準睡眠時間

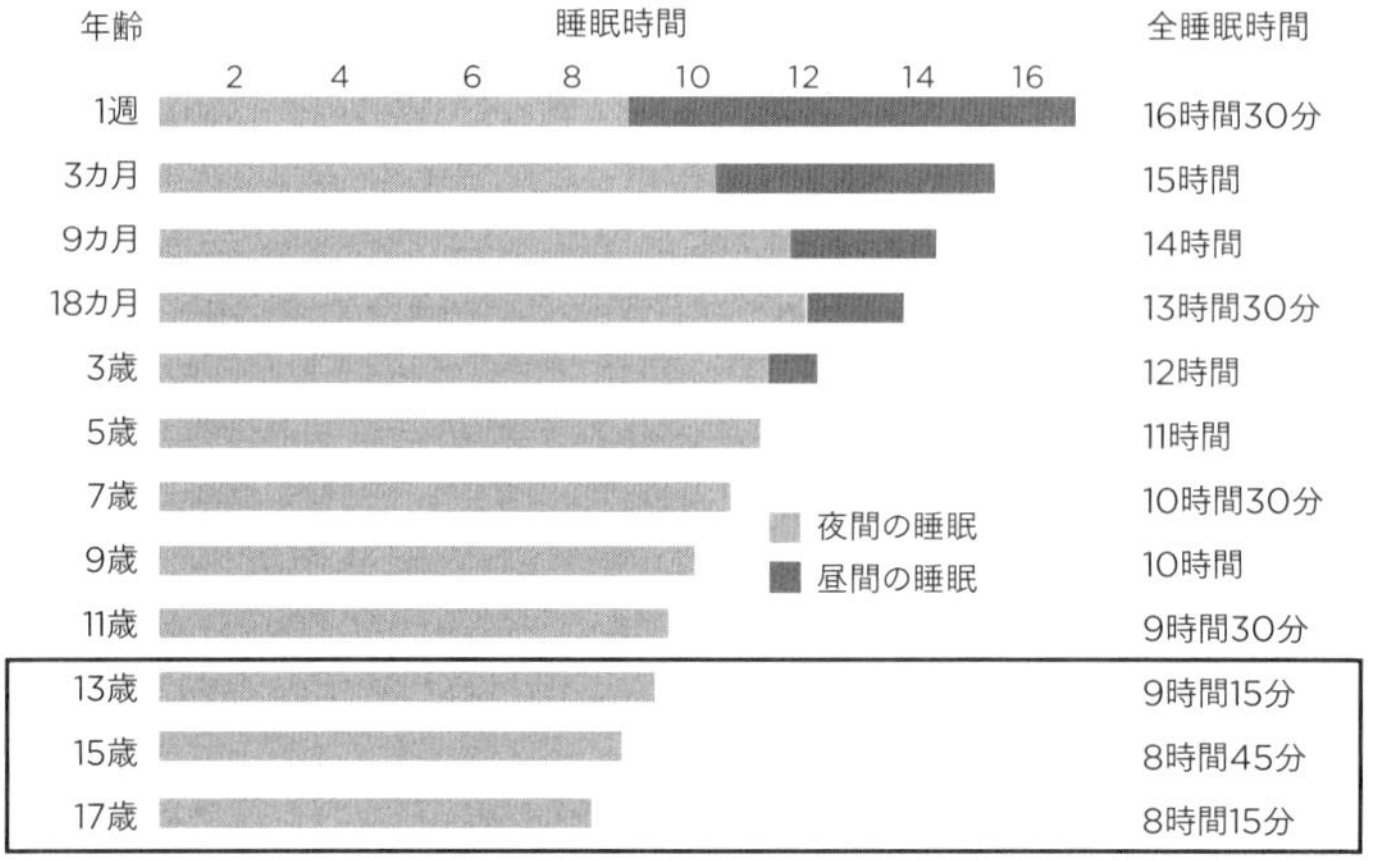

Nerson:Textboox of Pediatrics. 16thed. より改変
（出典）成田奈緒子「早起きリズムで脳を育てる　脳・こころ・からだの正三角形」（芽ばえ社）
上の表は、「小児期に必要な標準睡眠時間」を年齢別に記したものです。

ぎではないか」「親のしつけはどうなっているんだ」と思われるかもしれません。

しかし、本人の背景を深掘りしていくと、朝に起きられない理由が見えてきます。

24歳のAさんは、「起きると天井が回る。中学1年生の秋ごろから突然朝、起きられなくなった」といいます。また、起き上がろうとすると気絶して倒れたり、無理に食事を摂ろうとすると吐いてしまったりもしたそうです。この状態が昼過ぎまで続いたため、学校には行けなくなったそうです。

病院を何軒もまわる中で、ある医師から「もしかしたら」と言われたのが「起立性調節障害」でした。

「起立性調節障害」とは、朝起きようと思っ

図５　18歳以下の受診者数の年次推移

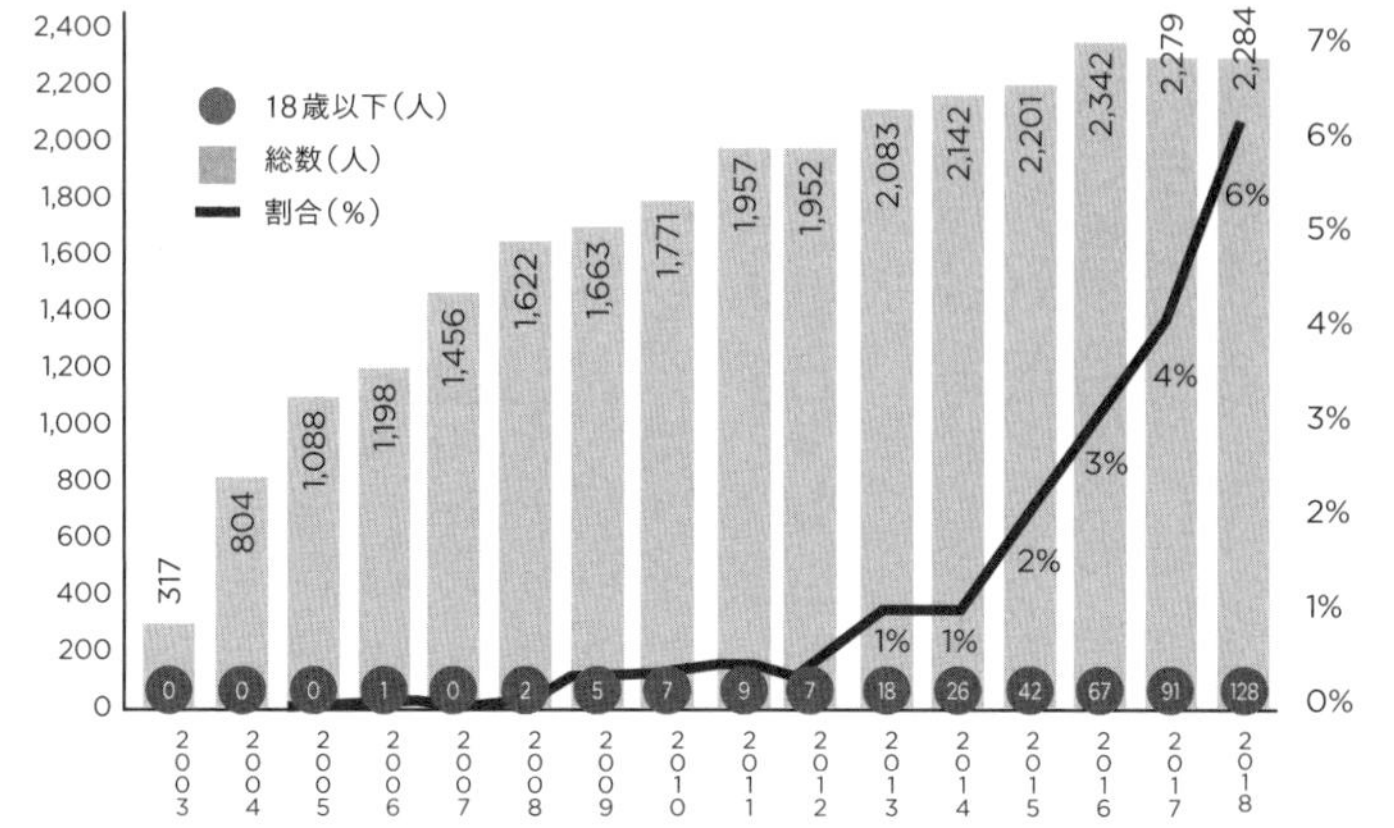

出典：有吉祐睡眠クリニック / 久留米大学 / 睡眠学会 2019

ても体が思うように動かず、倦怠感に襲われ、立ち上がるとふらついたり、めまいや失神を起こす状態のことです。この症状は血圧低下や脳血流の問題など全身の血行不良が原因で生じるものであり、その元凶はストレスだと考えられています（『不登校新聞』455号より）

13～17歳に必要な睡眠時間は平均して8～9時間です。6～7時間しか寝ていないとしたら、危険信号です。（図4）きっと思っていたよりも長い時間かと思います。しかし、ここで気付くことができた方は非常にラッキーです。お子様の心身の問題や不登校の問題に直面している方はまず生活リズムの乱れから改善を目指しても良いでしょう。

特に2013年頃から子供たちの睡眠の問

題が顕著になっています。ある睡眠クリニックのデータによると、2013年から18歳以下の子供たちの睡眠の患者が激増しています。スマホがガラケーの普及を上回ったのが2013年ということも大いに関係していると推測されます。(図5)

産業構造の変化として、高度経済成長に伴う、コンビニ、24時間スーパー、ファミレスといった小売・外食産業の深夜営業の普及や経済の発達による娯楽の増加・多様化、インターネットや通信技術の発達によるパソコン・スマホの普及・長時間使用など、こうした現代社会において、私たちは睡眠時間の低下を余儀なくされています。

その結果、日本全体で十分な睡眠時間を確保することへの意識が下がっているのです。その意識は親から子へと伝染します。深夜23時頃に都会の街中で幼稚園児くらいの子供の手を引く家族を見ても珍しくなくなってきました。幼い頃から大人と一緒に夜に活動することが当たり前となり、習慣として染み付いてしまっている子供が増え続けているのです。

結果として、日本人の多くが疲労感に悩まされ、健康問題を抱えます。そしてその問題を「運動」「栄養」で解決しようとするのですが、この2つをいくら完璧にしたとしても「睡眠」の問題を解決しなければ根本解決になっていないのです。

残念ながら日本において、睡眠に対する意識はまだまだ低いと言わざるを得ません。教育の現場でも、睡眠の重要性についての正しい知識や啓発が不足しています。多くの人々が睡眠を削ることを当たり前と考え、一部の職種（いわゆるブラック企業）では自己犠牲的な働き方が奨励されています。

このような社会的な風潮が、私たちの睡眠文化の形成に悪影響を及ぼしているのです。

このままでは、私たちは睡眠不足による健康問題や生産性の低下といった負のスパイラルから抜け出せません。

日本は睡眠改善への取り組みを急務として考えるべきです。睡眠に関する情報の普及や労働環境の改善、教育の充実など、多角的なアプローチが求められます。私たち一人ひとりが睡眠の重要性を認識し、睡眠習慣を改善することが必要です。十分な睡眠時間を確保するためには、自己管理や時間の使い方の見直しも欠かせません。

また、企業や政府も睡眠改善に積極的に取り組むべきです。日本は借金大国と言われていますが睡眠の専門家から言わせれば、「睡眠負債大国」とも言えます。

睡眠負債は、その名の通り、日本の経済にも影響を及ぼすのです。

大谷選手はなぜ10時間寝ているのか？

近年、スポーツ界で驚異的な成績を収めている大リーグの大谷翔平選手が注目を浴びています。彼の卓越した能力や多彩なプレースタイルは、野球ファンだけでなく世界中のスポーツ愛好家にとっても魅力的な存在です。しかし、その成功の裏には彼の日々の生活習慣にも秘密が隠されているのです。

大谷選手が常に実力を発揮できる理由の一つが、睡眠時間です。驚くべきことに、彼は毎晩約10時間もの睡眠を取ることで知られています。これは一般的な人々が目指すところとはかなり異なる数値です。では、なぜ大谷選手はこんなにも長い時間を睡眠に割いているのでしょうか？

答えは非常にシンプルです。大谷選手は、パフォーマンスを最大限に引き出すために十分な休息を取る必要があるということを理解しているのです。トップアスリートは肉体的な要素だけでなく、集中力や反応速度など、精神面でも高いパフォーマンスが求められます。睡眠は、これらの要素を向上させるために欠かせない要素なのです。

さらに、大谷選手はストイックなトレーニングをこなす一方で、その回復力も非常に高いと評価されています。過密なスケジュールの中で最善のパフォーマンスを発揮するためには、効果的な回復が欠かせません。十分な睡眠を取ることで、彼の体は日々の疲労を回復し、さらなる成長を遂げるのです。

大谷選手の睡眠時間は、一般の人々にとって驚きの長さかもしれません。しかし、その生活習慣が彼の成功の一因であることは間違いありません。私たちも大谷選手のように、睡眠を大切にし、最高のパフォーマンスを引き出せるよう心がけるべきです。

お子様を早めに就寝させたい場合は是非この話をしてあげてください。「大谷選手みたいになりたかったら睡眠をたっぷり取らなきゃだめだよ」と言ってあげるのはどうでしょうか？「早く寝なさい」と頭ごなしに言うより数倍効果的でしょう。

第2章

一括返済できない睡眠負債

蓄積されていく睡眠負債

毎年ユーキャンにより流行語大賞が発表されます。

2017年流行語大賞では「インスタ映え」「忖度《そんたく》」が年間大賞を受賞したのですが、そのほかの受賞語として「睡眠負債」という言葉がランクインしていたのを知っていますか？この言葉で、早稲田大学教授の枝川義邦氏が受賞しました。（図6）

枝川氏は、脳神経科学者であり、1998年に東京大学大学院薬学系研究科で博士課程を修了し、薬学の博士号を取得しました。その後、2007年には早稲田大学ビジネススクールでMBAを修了しています。

枝川氏は、早稲田大学高等研究所などで研究活動を行った後、2020年から現職として活躍しています。彼は一般向けにも著書を執筆しており、その中でコミュニケーションスキルについて解説した『タイプがわかればうまくいく！コミュニケーションスキル』（総合法令出版）や、脳の習慣が人の老化に与える影響について探求した『「脳が若い人」と「脳が老ける人」の習慣』（明日香出版社）などがあります。これらの著書を通じて、一般の方々に対し

図6　2017年 ユーキャン新語・流行語大賞トップテン

年間大賞	受賞者
インスタ映え	CanCam it girl
忖度	ヘソプロダクション代表取締役・稲本ミノル氏（「忖度まんじゅう」を企画販売）

受賞語	受賞者
35億	ブルゾンちえみ
Jアラート	クリス・ブロード氏
睡眠負債	早稲田大学教授・枝川義邦氏
ひふみん	加藤一二三九段
フェイクニュース	明治大学准教授・清原聖子氏
プレミアムフライデー	プレミアムフライデー推進協議会
魔の2回生	産経新聞記者・森山志乃美氏
○○ファースト	受賞者なし

引用元：https://news.livedoor.com/article/detail/13968005/

て脳科学やコミュニケーションに関する知識を提供しています。

彼は「睡眠負債」について「自覚なしに睡眠不足が積み重なった現代病」という定義付けをしています。

睡眠負債とは

睡眠負債とは、睡眠不足がまるで借金のように積み重なり、心身の不調を来してしまう状態を指します。仕事の忙しいスケジュールやストレス、さまざまな娯楽や責任のせいで、私たちが本来必要とするべき睡眠を十分に取れない日が続く、または質の悪い睡眠の状態が続いてしまうと蓄積してしまいます。

睡眠負債を深く理解するために、お金の返済に例えてみましょう。仮に私たちが銀行から借りたお金があるとします。そのお金は、将来の返済を求められる借金であり、利息がかかります。同じように、睡眠負債も将来の健康とパフォーマンスにおける返済を求められるものであり、無視すると利息として身体的な問題やパフォーマンスの低下が発生します。

例えば、毎晩6時間しか寝られない状況が続くと、寝不足による集中力の低下や判断力の鈍化などの問題が生じます。これは、睡眠負債が高まっている兆候であり、将来的に身体や精神の健康に支払うべき利息といえるでしょう。

さらに、睡眠負債は蓄積される傾向があります。一晩寝不足だった分を次の日に取り戻そうとしても、完全に回復するまでには時間がかかります。睡眠負債が多くなればなるほど、将来的な回復にはより多くの時間が必要。

つまり、睡眠負債は一括返済ができないのです。

したがって睡眠負債を返済するためには、質の良い睡眠を取ることが欠かせません。睡眠は私たちの身体と心のリセットボタンであり、十分な睡眠を取ることで日々の活動において最高のパフォーマンスを発揮することができるのです。

さらに日本の睡眠の現状をみていきましょう。日本と海外の間には、睡眠状況においていくつかの違いがあります。

1. **睡眠時間**：一般的に、日本人の平均睡眠時間は比較的短い傾向にあります。一方、一部の欧米諸国では、労働時間や働き方改革の進展により、より十分な睡眠時間を確保できる環境が整備されています。

2. **睡眠文化と優先順位**：日本では、睡眠よりも仕事や勉強を優先する傾向が見られます。一方、一部の海外では、睡眠や健康への意識が高く、バランスの取れた生活スタイルを重視する傾向があります。

3. **睡眠障害の認識と対策**：日本では、睡眠障害への認識や対策が進んできていますが、まだ改善の余地があります。睡眠障害の医療へのアクセスや啓発活動の充実が求められています。一方、海外の一部では、睡眠障害に対する認識が高く、医療の観点で予防や治療に向けた取り組みが進んでいます。

4. **休暇と休息の文化**：海外の一部では、休暇や休息を重視する文化が根付いています。例えば、ヨーロッパの一部の国では、長期の有給休暇や午後に一定の時間の休息が一般的です。これにより、十分な休息と睡眠を確保する機会が与えられています。

図7　日本の睡眠負債の現状

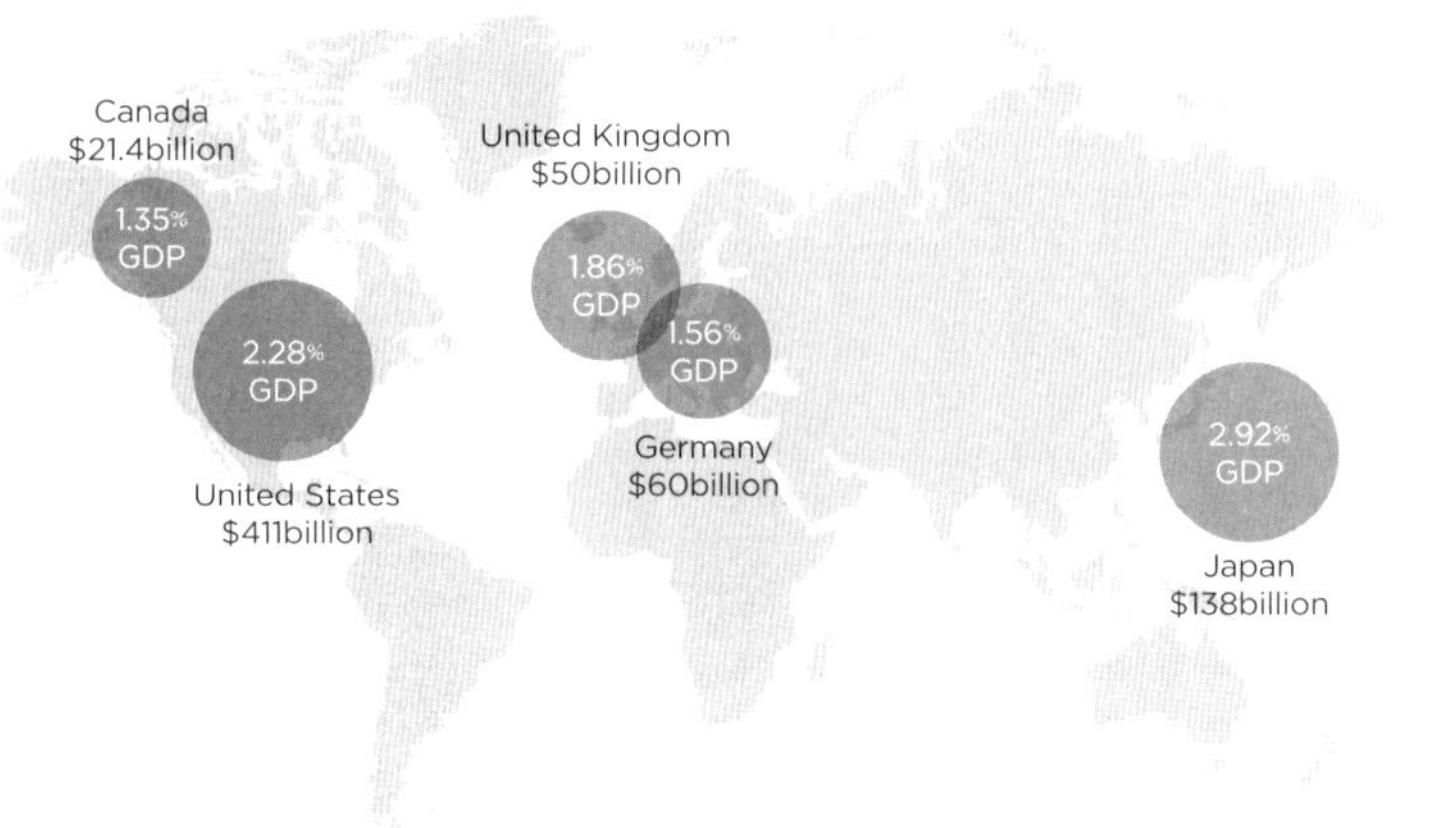

Notes:RAND Europe analysis　　米ランド研究所レポートより
引用サイト：https://ameblo.jp/junjuntamura/image-12610953760-14788802141.html

国際的政策研究機関であるアメリカのランド研究所が発表したレポートによれば、日本は日本人の睡眠負債によりＧＤＰの２・92％に相当する損失を被っており、その金額は年間15兆円になります。（図7・図8）世界的睡眠学の権威筑波大学国際統合睡眠医科学研究機構機構長の柳沢正史教授によれば、今や18兆円にも上ると言われています。年間15兆円と聞いてもピンとこないかもしれませんので、具体的に考えてみましょう。

労働人口や就労年数を考慮して計算すると、日本人一人あたりの一生で被る損失は平均するとなんと約９００万円なのです。では具体的にどのようにしてなくなっていくのかを考えてみましょう。（※）

図8　各国の睡眠不足による経済損失（GDP比%、2015年）

日本	1.86 ~ 2.92
米国	1.56 ~ 2.28
英国	1.36 ~ 1.86
ドイツ	1.02 ~ 1.56
カナダ	0.85 ~ 1.35

出所：RAND Corporation "Why sleep matters" より筆者作成

・眠気による仕事の効率低下
・集中力の低下による仕事のミス増加
・イライラによる人間関係の悪化
・ホルモン分泌による肥満体型のリスクの増加
・糖尿病など病気のリスクの増加

こうした条件を全て足すと900万円くらいになるということです。

このように睡眠を借金に例えて「睡眠負債」というのです。あなたはいくらくらいの睡眠負債を抱えていますか？

睡眠不足は各国の文化が影響している可能性があり、農耕民族・儒教文化圏の日本や韓国の睡眠時間が短いことが知られています。また、労働法制の影響もあり、勤務間インターバルを採用しているEU（欧州連合）諸国では出勤まで11時間以上の休息時間を設けることが法律で義務付けられています。

※：楽天証券のサイト「睡眠負債大国、日本。年15兆円の損!? これ、年金問題より深刻かも」より引用

https://media.rakuten-sec.net/articles/-/22971?page=3

本来は「睡眠負債は気づきにくく、蓄積すると様々な疾患のリスクが高まるため、日常生活で睡眠負債を抱えないことが重要である」というメッセージを伝えるべきです。

睡眠負債度チェック

さて睡眠負債のことがよくわかったところで、今回はチェック項目を用意しました。
あなたは今どれくらいの睡眠負債を抱えているのか？
チェックしてみましょう。

□ベッドに入ったら5分以内に眠ってしまう。

□ベッドに入ってから30分以上眠れない。
□休日は、平日と比べて2時間以上長く寝る。
□日中に強い眠けを感じることがある。
□十分に寝たはずなのに朝起きた時に疲れが取れていない感じがする。
□以前に比べて集中力や注意力が低下し仕事や勉強の効率が悪くなっている。
□些細なことでイライラしたり気分が落ち込むことが増えた。
□夜中に目が覚め、そこから眠れない。
□電車の座席や車の助手席、ソファやお風呂でついうとうとする。

3個以上あれば睡眠負債の可能性大。一生で900万円失っているかもしれません。チェックの多い人はそれ以上かも。

チェック項目を一つでも減らすために睡眠について、学習を深めていきましょう。

睡眠負債で失うもの5選

しかし900万円をいきなり失うわけではありません。小さな見えないことがたくさん積み重なっていきます。

それを大きく5つにまとめることが出来ます。

1．仕事の効率

睡眠負債が溜まると、同じ仕事でも効率が落ち、結果的に時間を失います。6時間睡眠を10日間続けると2日間徹夜したのと同じぐらいのパフォーマンスになる（ペンシルバニア大）。さらに厄介なことに、凡ミスが増えます。実際、7時間睡眠に比べて睡眠時間が4時間だと交通事故の発生率が11・5倍も上がります（全米自動車協会）。

車の運転ではアクセルとブレーキのバランスがくずれ燃費も悪くなります。

図９　睡眠７時間以上の人と比較

睡眠	感染リスク
5 〜 6 時間	4.2 倍
4 〜 5 時間	4.5 倍

出所：カリフォルニア大学サンフランシスコ校の資料を参考に著者が作成

2. 健康

多くの病気は睡眠が関係していると言われています。その中で一番多いのが糖尿病であり、二番目に多いのが認知症と言われています。さらに、がんや心筋梗塞など、日本人がなる病気の多くは睡眠と関連しています。不眠の人は鬱になる倍率も40倍に上がるとされています。

カリフォルニア大学では、健康な人々を対象に睡眠時間と感染の関係を調査する実験が行われました。実験は健康な人１６５人に寝てもらって睡眠時間でグループ分けをして、目覚めたら、風邪のウイルスを鼻から入れて感染の有無を調べます。その結果、睡眠時間が7時間以上の人に比べて6時間以下のグループでは感染リスクが4倍以上も上昇したことが明らかにな

りました。日本人の平均睡眠時間は6時間であり、日本人の睡眠不足の深刻さが浮き彫りになります。（図9）

3．良好な人間関係

睡眠負債が溜まると、難しい相談に対して面倒くさく感じてまともに答えず、家族や職場での人間関係が悪化することもあります。また、寝不足になると脳の扁桃体が活発に反応し、よりイライラしやすくなる傾向があります。このような状態では、周りの人が話かけにくくなり、結果会話の回数が減ります。人は会話をしないと内にこもりやすくなり自己肯定感が下がり、これから引きこもりや鬱などにつながる可能性があります。

4．チャンス

良好な人間関係が築けなくなってくると、人と会話をする機会が減ってきます。人生のチャンスは、人との出会いによって生まれることが多いですね。ビジネスにおいても、結婚相手を見つける際にも、人との出会いが重要です。しかし、睡眠不足によって人と出会う回数が減り結果、人生のチャンスが減ってしまいます。

仮に自分にとってとてもよい条件の話があっても、自己肯定感が下がっているので「自分には無理」「自分には不釣り合い」と自ら辞退してしまいます。

５．明るい未来

仕事の効率が下がり、健康が損なわれ、人間関係が悪化し、チャンスを逃すと、結果として明るい未来を築くことが困難になります。

私自身、54歳の時にじわじわと睡眠負債が蓄積していっていることに気づかず、睡眠時間を削りながら仕事をしたことで、結果的に前立腺がんになりました。

結果、「前立腺がんになっていない健康な人生」（＝明るい未来）は奪われました。その後、睡眠の勉強をして自分の睡眠を改善したことで、明るい未来を取り戻すことができました。

私のようになってからでは遅いのです。ぜひ自分ごととして、今日から睡眠負債の返済に努めて下さい。

マズローの欲求5段階説と睡眠

突然ですが、マズローの5段階心理欲求をご存じですか？　いきなり心理学？　睡眠と関係あるの？　と思った方もいらっしゃるかもしれません。みなさんの謎を、後々解明していきますのでぜひ読み進めていってください。

アメリカの心理学者アブラハム・マズローは、1954年に発表した「欲求階層理論」により、人間の欲求が5つの階層に分けられると主張しました。これらの階層は、低次の欲求から高次の欲求へと進化し、それぞれの欲求が満たされることで次の階層の欲求が重要となるとされています。

以下に、マズローの5段階の欲求を説明します。（図10）

生理的欲求（Physiological Needs）：これは、人間の生存と生理的な安定に必要な欲求です。食べ物、水、空気、睡眠、性的欲求などが含まれます。これらの欲求は最も基本的で優先度が高く、満たされなければ他の欲求は二の次になります。

図10　マズローの欲求５段階説

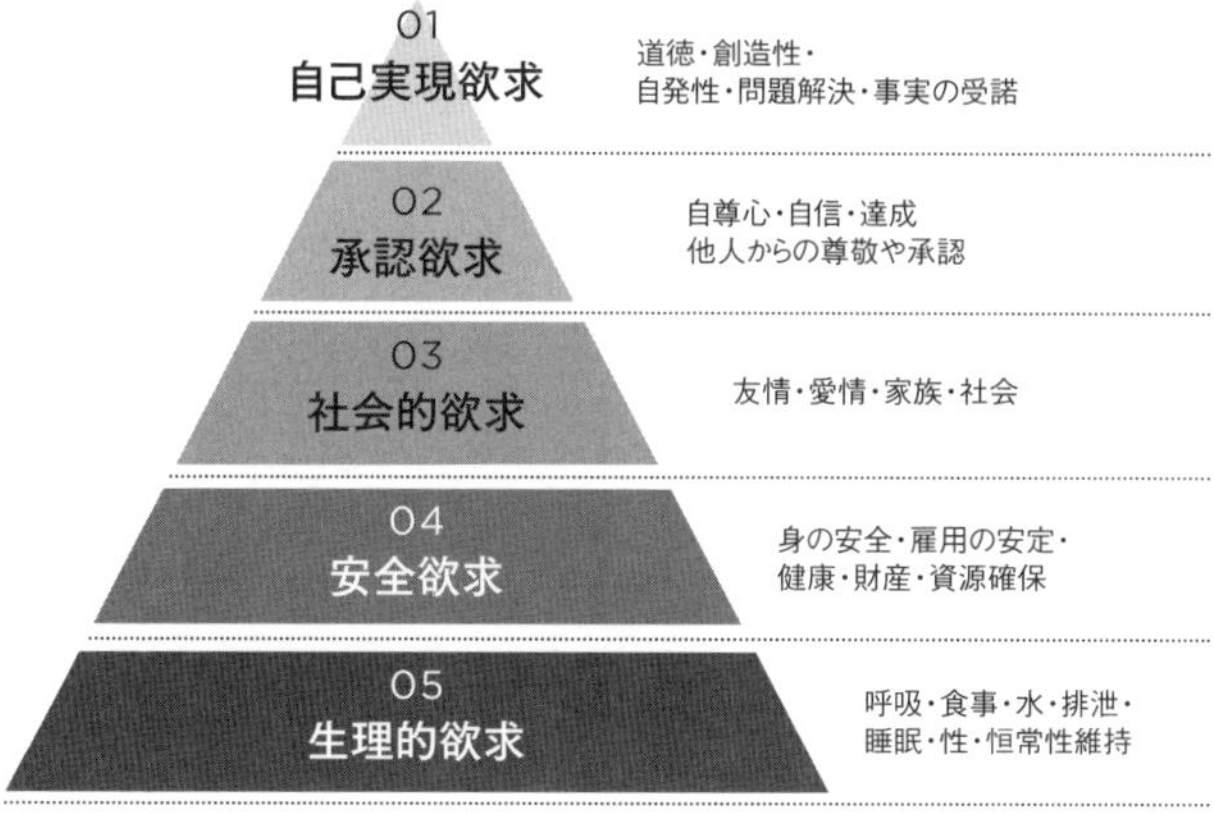

人間だけではなく動物が生存するための基本となる欲求です。

安全欲求（Safety Needs）：次に、個人が安全で安定した状況にいることを望む欲求があります。身体的な危険、仕事上の安定、住居、経済的な安定などがこれに含まれます。この段階では、生理的な欲求が満たされたと感じても、安全が保障されていなければ満足感を得ることは難しいでしょう。

社会的欲求または愛と所属への欲求（Social Needs or Love and Belongingness Needs）：人間は社会的な生き物であり、他の人々との絆や愛情を求める欲求があります。友情、家族、恋愛、コミュニティへの所属などが含まれます。この階層が満たされることで、個人は他者とのつながりを持ち、心理的な安定と幸福感を得ることができます。

尊重と自尊心の欲求（Esteem and Self-Esteem Needs）：この階層では、個人が自己評価や他者からの評価を高める欲求があります。自己尊重、成功、才能、評価されることへの欲求が含まれます。自分自身や他者から尊重され、重要な存在であると感じることが重要です。

自己実現の欲求（Self-Actualization Needs）：最上位の階層であり、個人が自分自身の可能性を最大限に発揮し、自己実現を追求する欲求です。創造性、成長、自己啓発、目標の達成、精神的な成熟などが含まれます。この階層が満たされることで、個人は最高の自己を実現し、充実感と満足感を得ることができるとされています。

マズローの5段階心理欲求に基づくと、「人間は絶えず自己実現に向かって成長を続ける動物」だということがわかります。この成長は、5つの欲求を満たしながら進んでいくという体系化された理論です。欲求は三角形の図の下から順に生理的欲求、安全欲求、社会的欲求、承認欲求、自己実現欲求の順で上がっていきます。

この理論には法則性があり、下の欲求が満たされないと上の欲求は満たされないのです。例えば、一番下の生理的欲求には呼吸するための空気、栄養を得る食事、飲める水、排泄すること、そして睡眠が含まれます。

さらに恒常性維持やホメオスターシスがあります。例えば、気温が変わっても体温は一定に保たれるというように、現状維持をするものです。

マズローの理論と睡眠の関連性を見てみましょう。睡眠は一番下の生理的欲求に含まれます。もし睡眠が不足していると一つ上の安全欲求に影響が出ます。例えば、仕事の効率が落ちることで、雇用の安定が損なわれ、健康が損なわれること、そして社会的な関係が悪化することで、友情や愛情のような社会的欲求が満たされなくなります。

また、チャンスを逃している場合には承認欲求が満たされず、他人から認められない状態になります。これらの生理的欲求、安全欲求、承認欲求の全ての欲求が十分に満たされないため、最上位の自己実現欲求に向かって進むことができません。

マズローは１００年前からこの理論を提唱していました。しかしここで人々は気づいていないことがあります。睡眠の重要性です。たとえ、最上位の自己実現に向かって頑張っていても、実は睡眠が十分でなければ、この欲求は満たされないということです。

仕事をがんばり、ジムに通い、多くの友人をつくるなど、5段階のうち3つの欲求に力を注いでいる人は、はたから見ればそれなりに裕福で幸せそうな生活を送っているように見えるでしょう。

しかし、本当にそれが自分の望んでいることなのか？ そう自問自答する場合、「睡眠」という一番下の生理的欲求が欠けている可能性があるのです。もし睡眠を満たすことができれば、人々は上の3つの欲求に取り組むことができ、最終的には自己実現欲求へと向かうことができます。すべての欲求がバランスよく満たされていくのです。

日本人は仕事の効率が悪くなればビジネススキルを学びに行き、健康が損なわれたらジムに通い、人間関係が悪化したらコミュニケーション能力を向上させるために学びます。

チャンスを逃している場合には自己啓発に取り組むこともあります。もちろん、全て重要なことですが、それでもなぜか満たされない。その場合は、一番下の生理的欲求である「睡眠」をうたがってみてはどうでしょうか？

「睡眠が変われば人生が変わる」のです。睡眠を十分に満たすことができれば、人々は自己実現へと進むことができます。重要性を認識し、充実した睡眠を確保することは、幸せな人生を送るために欠かせない要素なのです。

まだ間に合う！ 睡眠負債対策

睡眠評価研究機構代表の白川修一郎氏によると、睡眠負債の蓄積の原因は、次の3つに大別されるようです。

①睡眠時間不足の連続
②睡眠障害、夜間頻尿や疾病などによる睡眠の分断や質的低下の持続
③不規則な睡眠習慣や交代勤務などの生体リズムの乱れによる睡眠の質の悪化

それぞれ異なるアプローチが必要とされます。

まず、睡眠時間不足の連続による睡眠負債蓄積対策としては、自身の睡眠履歴を知ることが重要です。睡眠は日々経験する現象であり、食事と同じように記憶に残りにくいものです。多くの人は、4～5日前の睡眠の状態や昼間の眠気などを覚えていないことが一般的です。

そこで、1日24時間のうちで

・就寝と起床の時刻
・中途覚醒の有無
・昼寝やうたた寝の回数

などを休日を挟んで、10日以上記録してみましょう。

ノートで記録するのはめんどくさい！　という方は無料の睡眠アプリを利用してはいかがでしょうか。

覚醒・浅い・深いが一目でわかるグラフが毎日記録されると同時に、就床時間・入眠時間・起床時間・睡眠時間（入眠から覚醒までの時間）・入眠潜時（入眠にかかった時間）などが記録でき、寝言やいびきなども録音できます。後ほど、レム睡眠・ノンレム睡眠について述べますので、その知識と組み合わせて使うと最強です。

いびきは命のＳＯＳ

ウィスコンシン大学が無呼吸症候群の人はがんの発生リスクが４倍以上と発表しました。

無呼吸症候群とは睡眠中に何度も呼吸が止まる病気です。特徴的なことは無呼吸中は静かだが急に大きないびきをかきます。

無呼吸症候群になると酸素の吸引量が減ります。酸素の不足は体温調節にも影響を与えます。体温の維持には酸素が必要であり、低体温状態になるとさまざまな問題が生じます。例えば、リンパの働きが鈍り、老廃物や毒素の排出がうまく行われなくなります。人は一日にがん細胞が５０００個程出来ると言われます。しかしリンパの働きが鈍ると取りこぼしをしてしまいます。さらにがん細胞が増殖しやすい体温は35℃なのです。これにより、とりこぼしをした上にがん細胞の増殖が促進され、結果がんの発生リスクが最大４倍以上高まる可能性があります。

実は、いびきは命のＳＯＳのサインだったのです。

以前の私は慢性的な睡眠不足の上に、自分のいびき音で目を覚ますほど頻繁に大きないびきをかいていたのです。その時の体温は35度２分程度でした。そしてその生活が続いた後、私が発症したのは前立腺がんだったのです。

この事実を知ったことが、私が睡眠を学ぶきっかけになりました。

第3章

そもそもなぜ人は眠るのか？

「寝つきがいい」は大間違い！

睡眠栄養指導士として睡眠のコンサルやセミナーをしていると、こんな人に出会います。

「私、いつでもどこでもすぐに眠れます」

「寝つきは完ぺきです！」

満面の笑みで言われます。その後に真実を伝えた後のリアクションがみなさんとてもいいのです。きっとみなさん「寝つきがいい」＝良い睡眠ができていると思っているのでしょう。

実は日本人が一番勘違いしています。

非常に申し上げにくいのですが……寝つきがいいと思っている方は睡眠負債を抱えている可能性が高いです。

布団に入って寝つくまでの時間には基準があります。ベストな寝つきまでの時間は16分です。個人差があるので、8〜30分と幅を持たせて考えていただいても構いません。毎日8分以内に入眠している寝つきがいいと思っている方は実はとっても危険なのです。

図11 「最初に深い眠りがあること」の重要

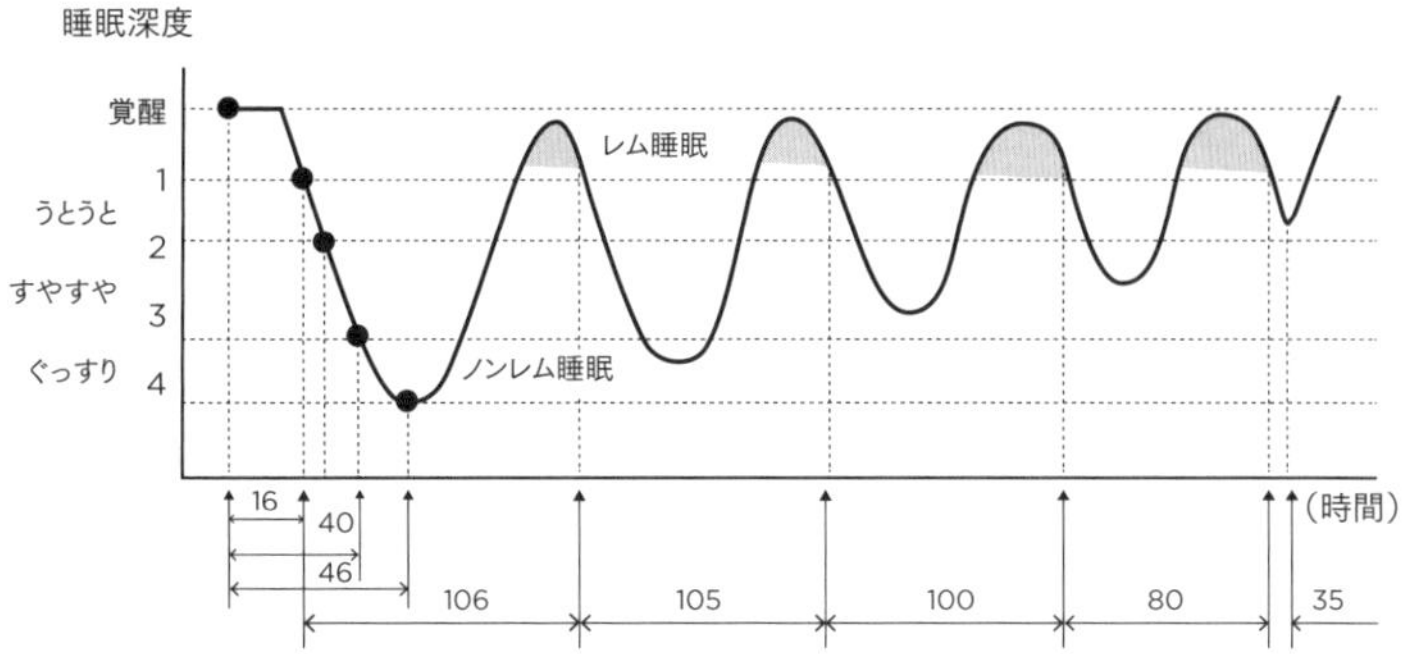

N ＝ 147, 実験回数＝ 339 夜 , 被験者平均年齢＝ 29.6 歳
（Sleep disorders Center, Stanford University より）

引用：https://kaimin-times.com/blog/rem-sleep-and-non-rem-sleep-6490

レム睡眠とノンレム睡眠の働き

睡眠は一晩の間に深い眠りと浅い眠りを4〜5回くり返し、やがて朝を迎え目覚めます。（図11）

浅い眠りをレム睡眠、深い眠りをノンレム睡眠と言うのは一般的に知られています。最近は新しい説もありますが本書ではこの説で進めていきます。

では、レム睡眠・ノンレム睡眠の「レム」の意味をご存知でしょうか？

レムは英語で「ラピッドアイムーブメント」の略です。日本語では「急速眼球運動」と訳されます。つまり、レム睡眠は、正確には「浅い眠りの状態」というよりも「眼球が動いている状態」を指しています。

例えば赤ちゃんが眠っている時、瞼がピクピク動いている様子を観察できます。あれは眼球が動いているレム睡眠の状態です。

では、ノンレム睡眠の状態はどうでしょうか？　ノンレム睡眠では眼球が動かないため、「眼球が動かない状態」が正確な意味です。

まだ正確には解明されていませんが、レム睡眠中に夢を見ているといわれています。ただし、ある説によると、レム睡眠の夢はカラーで見るのに対し、ノンレム睡眠中の夢は白黒で見るということもあります。

眠りにはレム睡眠とノンレム睡眠があることをお伝えしました。ではなぜレム睡眠とノンレム睡眠があるのでしょうか？　実は大切な役割を担っていて、共に連携して働いてくれています。

代表的な働きを5つご紹介しましょう。

①記憶の整理と保存

私たちの記憶には、短期記憶と長期記憶の2つのタイプがあります。短期記憶とは数秒から数分間だけ保存される情報です。例えば、電話番号を一時的に覚えるようなものです。

長期記憶とは長い時間にわたって保存される情報で言語やスキル、体験に基づく記憶がこれに含まれます。

起きている時に新しい情報が脳に入ると、記憶の管理を担当する脳の海馬がそれを一時的に保存します。そして、その情報が重要だと判断すれば、長期記憶に移されます。

ノンレム睡眠、深い眠りの時に、脳がその日に得た情報を選別して整理します。重要な情報は残され、不要な情報は削除されます。この過程で海馬に保存された短期記憶が、大脳皮質という長期記憶の保存場所に移されます。これにより、情報がより安定して保存されるのです。

私は学生時代、試験の時によく一夜漬けで勉強していました。何とか試験の時までは覚えていても試験が終わったらすっかり忘れてしまっている。ノンレム睡眠になっていなかったから長期記憶として保存されていなかったのですね。

ではレム睡眠はどのようにかかわっているのでしょうか。

レム睡眠中は脳が活発に働き、ノンレム睡眠で整理された情報を再生し既存の記憶と結びつけて新しい情報を定着させます。経験した出来事やその背景に基づく記憶が形成され、個々の体験が意味のある記憶として保存されます。これをエピソード記憶と呼びます。

これを繰り返すことにより情報が再整理され異なる情報や経験が新しい形で結びつき、全体的な記憶が形成されて日々の出来事が統一的な文脈で整理されます。

②記憶の活用

次に記憶が整理、保存される過程でどのように活用されるのかをお伝えします。

日中に得た思考やアイデアの情報をノンレム睡眠で整理し、重要な情報を選別して長期記憶として保存します。レム睡眠で選別された情報が関連性の高い既存の知識と統合され、創造的なアイデアとして発展します。これによってひらめきや直感が生まれ、考えがまとまっていきます。

ずっと考えていた企画や問題が、夜中や朝に目覚めた時に突然ひらめいたり解決の糸口が見つかったりするのはこのためです。

これらの繰り返しで記憶の整理、定着と学習が最適化されていきます。特に子どもや若者の脳発達期には、このサイクルが非常に重要で、学習能力や知識の応用力が高まります。

私は事前に、夜中まで頑張って資料つくりなどをしていましたが、翌日見直すと全然的外れで誤字脱字ばかりでした。今は寝る前に大まかに概要をまとめて、それが完成しプレゼンしているイメージをして眠ると、翌朝にスラスラ仕上げることが出来るようになりました。

ビジネスマンや学生さんは、ぜひ寝ながら脳に働いてもらいましょう！

次に感情の記憶について見ていきましょう。

ノンレム睡眠で、日中の感情的な記憶が整理、選別されて長期的に保存されます。ノンレム睡眠中はコルチゾールなどのストレスを抑制するホルモンの分泌が低下するため脈拍や血圧が安定することで感情も安定化します。

次にレム睡眠では、感情的な記憶が夢を通じて再演され、長期記憶として統合されると同時に感情の負担が軽減されます。嫌なことや辛いことがあっても寝ると忘れたり気持ちが楽になるのはこのおかげですね。

つらいこと、忘れたいことがあればクヨクヨせずに眠るのが一番。

では運動などの身体の動きの記憶はどうでしょうか。

あなたはこんな経験はありませんか。例えば初めて自転車に乗った時、最初はこけたり、動いてもグラグラしてなかなか進まない。その状態が睡眠中に記憶されたら翌日もそこから始まるはずが、なぜかすーっと乗れたりする。スポーツや楽器の演奏など毎日頑張って練習してもなかなか出来なかったことが、ある日突然、「出来た！」りします。

それはなぜか？

運動に関連する記憶は単なる情報の記憶とは異なり、脳と身体の協調的な働きが必要となります。筋肉の動きや姿勢の調整、繊細な手の動きなど、これらは運動記憶として保存されます。

日中、一時的に脳の海馬に保存されていた運動情報がノンレム睡眠で整理されて、大脳皮質へ転送されて運動の記憶として保存されます。この過程で基礎的な動作や身体の動きがパターン化され、次の日にその動きをスムーズに再現できるようにする準備を整えます。

これを受けて、レム睡眠では整理された運動記憶を再生し、既存の運動記憶と結びつけ、より高度な精細で創造的な運動技能として統合保存されます。

さらにレム睡眠中にこれらの運動記憶をシミュレーションし、実際には行わないものの脳内で繰り返し再生することで運動スキルがさらに洗練されていきます。

これらの働きでピアノを弾く際の指の微妙な動きや、スポーツにおける高度な反射的な動作が強化されていくのです。

ノンレム睡眠で基礎的な運動パターンが整理され、レム睡眠でその細かな調整や創造的な統合が行われるという流れで、運動記憶が形成、強化されていきます。ノンレム睡眠とレム睡眠の連携が、日常的な動作から高度なスポーツ技術まで、あらゆる運動を習得し上達させるための基礎となります。

アスリートやアーティストはもちろん、趣味でスポーツや演奏、手芸などを楽しむ人からリハビリに取り組んでいる方まで、ぜひ睡眠中のシミュレーションの力を取り入れてください。

③身体の修復と疲労回復

ほとんどの動物やヒトは日常生活の中で疲れたり、病気やケガをしたらまず眠ります。そこにもノンレム睡眠とレム睡眠のそれぞれの働きが大きく関係しています。

ノンレム睡眠中に、成長ホルモンが多量に分泌され、筋肉、骨、皮膚、さらには内臓の細胞が修復、再生されます。傷ついた組織の修復が促進されるため、ケガや病気の治癒が加速します。

さらにノンレム睡眠は免疫機能の強化にも大きく関与しており、サイトカインと呼ばれる免疫調節物質を分泌し、病原体と闘う力を高めます。これにより感染症や炎症が抑制され病気の回復をサポートし、免疫システムを最適な状態に保ち、風邪やインフルエンザその他の感染症に対する抵抗力を強化します。

精神的なストレスは免疫機能の低下に繋がるため、レム睡眠で脳の神経回路が再編成され、感情的なストレスが処理されると免疫力が向上します。

また、レム睡眠中に脳内で新しい神経経路が形成され、神経細胞の修復と保護が行われて、神経系が正常に機能し病気に対する抵抗力も強化されます。

ノンレム睡眠で身体の細胞が修復され、免疫機能が強化された後、レム睡眠が脳と免疫システムを調整するという連携で、身体と脳が効果的に修復され、全体的な回復力が高まります。疲労回復、身体の修復には睡眠が大切ですね。

また、皮膚の状態も修復してくれますので、お肌のハリとツヤ、シワの復旧にもつながります。美容のためにも睡眠がおススメです。

④脳内デトックス

ヒトの脳の容積は身体の２％程度ですが、エネルギーはなんと20％も消費します。その結果、老廃物のアミロイドβというタンパク質などが蓄積します。身体の老廃物はリンパの働きで除去されますが、脳にはリンパの働きがなく、リンパティックシステムという脳独自の仕組みで老廃物を排除します。

このシステムが稼働するのがノンレム睡眠の時なのです。詳しい仕組みは第5章の認知症でお伝えします。

ノンレム睡眠で脳がクレンジングされた後、レム睡眠で神経回路の修復と再構築が行われます。脳内で新しい神経細胞間の接続のシナプスが形成され、既存のシナプスが強化されます。この過程で神経細胞の健康維持や、ストレスによって損傷を受けた神経回路が回復します。

同時に記憶の統合や感情の処理も行われ、脳の感情的ストレスが解消され、精神的なバランスも整えられます。

これらの働きで神経細胞が再構築され、機能を修復することで、脳全体がリフレッシュされるのです。脳の健康を長期間にわたり維持するために不可欠なプロセスです。

⑤免疫機能の最適化

ノンレム睡眠では身体の修復と再生を行います。このプロセスの一環として、免疫細胞の修復と再生が進行し、感染症や病原体に対する防御力が向上します。主な免疫細胞として、生まれつき備わっている免疫細胞で、細菌やウイルスなどの病原体に感染した細胞を攻撃するナチュラルキラー細胞（NK細胞）。細菌やウィルスなどの病原体が侵入してくると抗体を作るB細胞（骨髄でつくられるのでBone marrowの頭文字でB細胞）。自らが働いて体を防御するとともに、一度侵入してきた病原体を記憶し、すばやく排除する働きのT細胞（胸腺thymusでつくられるので頭文字からT細胞）などがあります。

さらに、ノンレム睡眠中に炎症を抑制するためのサイトカイン（免疫調整物質）が分泌され、体内の炎症が軽減されます。これにより免疫システムがバランスを保ちながら活性化され、病気から身体を守る力が高まります。

レム睡眠ではコルチゾールなどのストレスを抑制するストレスホルモンの分泌を調整し、

免疫システムの過剰な反応を抑えます。コルチゾールが適切に調整されることで、免疫機能が正常に維持され、ストレスによる免疫力の低下が防止されます。

さらにレム睡眠中には感情の処理も行われるため、心理的ストレスが軽減されることで、間接的に免疫機能の強化につながります。

例えば、風邪をひいた際に十分な睡眠をとることで回復が早まるのは、ノンレム睡眠で免疫細胞が修復され、レム睡眠でストレスが軽減されることによるものです。これにより、体が効果的に病原体と戦えるようになります。

出典元:
短期記憶と長期記憶の形成や役割:Squire, L. R. (2009). "Memory and Brain Systems: 1969–2009." Journal of Neuroscience.
短期記憶の具体的な機能:Baddeley, A. (2000). "The episodic buffer: A new component of working memory?" Trends in Cognitive Sciences.
ノンレム睡眠の段階での情報の整理と選別:Diekelmann, S., & Born, J. (2010). "The memory function of sleep." Nature Reviews Neuroscience.

ノンレム睡眠が記憶の選別：Stickgold, R. (2005). "Sleep-dependent memory consolidation." Nature.
レム睡眠中の記憶の再生や統合：Walker, M. P., & Stickgold, R. (2006). "Sleep, memory, and plasticity." Annual Review of Psychology.
レム睡眠と感情の記憶処理：Payne, J. D., & Kensinger, E. A. (2010). "Sleep's role in the consolidation of emotional episodic memories." Current Directions in Psychological Science.
シナプス可塑性の基礎理論：Hebb, D. O. (1949). The Organization of Behavior: A Neuropsychological Theory.
LTP（長期増強）のシステム：Bliss, T. V., & Collingridge, G. L. (1993). "A synaptic model of memory: Long-term potentiation in the hippocampus." Nature.
統合プロセスにおける記憶再生の役割：Paller, K. A., & Voss, J. L. (2004). "Memory reactivation and consolidation during sleep." Learning & Memory.
記憶の強化と統合：Rasch, B., & Born, J. (2013). "About sleep's role in memory." Physiological Reviews.
運動記憶を強化：Stickgold, R. (2005). "Sleep-dependent memory consolidation." Nature.
ノンレム睡眠とレム睡眠がどのように運動記憶のプロセス：Walker, M. P., & Stickgold, R. (2006). "Sleep, memory, and plasticity." Annual Review of Psychology.
ノンレム睡眠中の成長ホルモンの役割：Van Cauter, E., Leproult, R., & Plat, L. (2000). "Age-related changes in slow wave sleep and REM sleep and relationship with growth hormone and cortisol levels in healthy

men." JAMA.

免疫システムと睡眠の関係、サイトカインの分泌：Irwin, M. R., & Opp, M. R. (2017). "Sleep and Immunity: Cytokines, Parasites, and Disease." Sleep Medicine Reviews.

レム睡眠の免疫機能を間接的強化：Walker, M. P. (2009). "The role of sleep in cognition and emotion." Nature Reviews Neuroscience.

脳の老廃物を除去するプロセス：Xie, L., et al. (2013). "Sleep drives metabolite clearance from the adult brain." Science.

グリンパティックシステム：Nedergaard, M. (2017). "Neuroscience: Garbage truck of the brain." Nature Reviews Neuroscience.

脳の修復と神経回路の再編成：Walker, M. P. (2017). "Why We Sleep: Unlocking the Power of Sleep and Dreams."

ノンレム睡眠が免疫細胞の修復：Besedovsky, L., Lange, T., & Born, J. (2012). "Sleep and immune function." Pflugers Archiv - European Journal of Physiology.

コルチゾールの調整による免疫力強化：Irwin, M. R. (2015). "Why Sleep Is Important for Health: A Psychoneuroimmunology Perspective." Annual Review of Psychology.

抗体生成に関する研究：Lange, T., Perras, B., Fehm, H. L., & Born, J. (2003). "Sleep enhances the human antibody response to hepatitis A vaccination." Psychosomatic Medicine.

ノンレム睡眠＝脳のオアシス時間

体の疲れはレム睡眠の時に取れますが、では脳の疲れはいつ取れるのでしょうか。

昼も夜も働き詰めの脳にとってのオアシスタイム。それこそが、深い眠りであるノンレム睡眠時です。

睡眠が、浅い眠りのレム睡眠ばかりで、深い眠りであるノンレム睡眠に入れない場合、脳は休むことはなく、ずっと働きっぱなしの状態です。日勤のあとそのまま夜勤ですと、疲れはずっと残ったままになります。

たくさん寝たのに、朝起きても体がだるく、日中に眠気を感じることはありませんか？

これは睡眠中にノンレム睡眠の状態になれず、脳が全然休めていない状態です。

レム睡眠とノンレム睡眠をバランスよく取ることができたら、脳はしっかり休むことができ、思考の整理や記憶の書き換えのパフォーマンスも上がります。

睡眠＝睡眠時間×質

「理想の睡眠時間はどれくらいなんですか？」この質問はよく聞かれます。

この質問をされた時、私は最初にこう答えます。

「睡眠は時間と質の掛け算です」

質問に答えてない！　と怒られてしまうかもしれません。もちろん年齢別に望ましい睡眠時間は存在します。しかし、そこだけにフォーカスしてしまうのは危険です。

「私は30代だから7〜9時間くらい睡眠を取ればＯＫなのね」で済む話ではないのです。


実は、年齢によって睡眠時間は省エネモードになってくるのです。年を重ねると共に、睡眠が浅くなり眠れないという方が結構いるんです。食事の量は減ってくるのに、睡眠だけは減らないと思っている人もいますが、実は睡眠もだんだん省エネモードになってくるのです。

つまり、食べる量はそんなに多くなくてもいいように、寝る時間もそれほど長くなくてもいい場合があります。食べることはあまり必要ないけれど、なぜか寝つけないことには非常

図12　睡眠のポイントは「時間×質」

年齢	限界最短睡眠時間	望ましい睡眠時間	限界最長睡眠時間
0～3ヶ月	11～13時間	14～17時間	18～19時間
4～11ヶ月	10～11時間	12～15時間	16～18時間
1～2歳	9～10時間	11～14時間	15～16時間
3～5歳	8～9時間	10～13時間	14時間
6～13歳	7～8時間	9～11時間	12時間
14～17歳	7時間	8～10時間	11時間
18～25歳	6時間	7～9時間	10～11時間
26～64歳	6時間	7～9時間	10時間
65歳以上	5～6時間	7～9時間	9時間

出典：米国立睡眠財団

https://coelog.chuden.jp/child-rearing/sleep-rhythm/

に敏感なのです。しかし、お腹いっぱい食べると満腹感を感じますが、睡眠に関して満眠感とあまり感じないのです。満腹感のような眠りは存在しないので、常に足りないという認識はあります。実際に、日本人の9割は自分の睡眠に満足していないのです。常に自分の睡眠が浅いと思い込んでいるのです。

では、長い時間さえ寝ればいいのでしょうか？　実はそうではありません。ただ長く寝るだけではダメなのです。同じ睡眠時間でも、気持ちよく起きた時と、なんか眠りが足りないと感じる時がよくありますよね。その理由は、ノンレム睡眠で脳の疲れが取れたかどうかによるのです。もしノンレム睡眠に入っていなかった場合、その時には脳の疲れが取れにくくなります。

図12では年齢ごとの望ましい睡眠時間が記されています。26〜64歳は7〜9時間ですね。実はそれより気をつけてほしいのが限界最短睡眠時間です。これはこれ以上、短いとヤバイという時間です。26〜64歳は6時間です。日本人の平均睡眠時間が6時間台ということは、大半の日本人は崖っぷちな睡眠なんです。

睡眠と体温の関係

ノンレム睡眠時には体の中の脳や内臓の深部体温が下がるのですが、その状態では脈拍も血圧もゆっくりになるのです。ですから、急に起こされると、心臓が身体中に急激に酸素や血液、栄養を送らなければなりません。その結果、心臓に負担がかかります。ですから、急に起こすのではなく、浅い眠りと深い眠りを繰り返し、身体をならしていく必要があります。そうすることで、目覚めにつながっていくのです。そのためには、7時間から8時間の睡眠時間が必要です。逆に言えば、7時間から8時間寝たとしても、このリズムが取れていなかったら、睡眠の質は良くないのです。睡眠は時間と質の両方が重要な要素なのです。

質と時間をしっかりとることで、朝起きた時には元気に仕事ができるのです。睡眠の質が良ければ、日中のパフォーマンスが上がるんですね。ここに日頃の活動の源があるのです。睡眠は一日の終わりではなく、翌日の始まりなんです。日中の起きている覚醒時間と睡眠時間は別々のものではなく、ずっとつながっています。なぜなら、睡眠中も生きていますから。

睡眠波形はアプリで確認できる

良い睡眠ができているのか、明確に確認することができます。スマートフォン用アプリを利用する方法です。iPhoneなら、「Sleep Meister」、Androidなら「熟睡アラーム」が私のオススメです。

寝るだけでお肌にハリとツヤ、かんたんダイエット

元化粧品バイヤー25年の私が答えます。女性の方、こんな経験をしたことはありませんか？　朝起きた時に気持ちよく目が覚めたら、鏡にはとてもキレイなあなたが映っている。

しかし、別の日には同じ睡眠時間なのに、鏡を見たらなんだかどんよりとして目の下にクマをつくって暗い顔をしたあなたが映っています。一体何が違うのでしょうか？

その違いは、睡眠時の身体の修復の度合にかかっています。睡眠時に身体の疲れを取り、お肌の荒れなども修復してくれるからです。

お肌の修復は脳が担っています。脳は昼も夜も働き続けているため、基本的には疲れています。脳の疲れがとれないと、仕事をするのが嫌いで、お肌の修復も十分に行ってくれないのです。その結果、朝起きた時にどんよりとくすんだお肌や目の下にクマができてしまいます。

しかし、脳がしっかり休めてノンレム睡眠になると、成長ホルモンがたっぷり分泌さ

れてお肌をしっかり修復してくれます。

毎日頑張ってスキンケアをしても以前のようにお肌の状態が戻ってこない。それは皮膚の機能と構造に要因があります。

例えば、お風呂に入った時にお風呂の水が体の中に入ってこないことに気づいたことはありませんか？　皮膚にはバリア機能があり、体の外から要らないものが入らないようになっています。化粧品を使ってスキンケアを頑張っても、一定のところまでしか入ってこないのです。その奥までケアすることはできません。

お肌の内側にはコラーゲンとエラスチンが存在します。構造的には、ジャングルジムのイメージがわかりやすいでしょう。例えて言うなら、鉄骨がコラーゲンでエラスチンが接着剤です。このジャングルジムの一部屋一部屋に水分を保持し、お肌をもち上げて健やかに保ちハリとツヤを与えてくれます。しかし、コラーゲンが崩れたりエラスチンがはがれたりすると、そこからお肌が沈み込み、表面がボコボコとなって、乱反射し血行も悪くくすんで見えたり、さらに進行すると全体的にたるみやシワが生じます。

睡眠の質が良くなると、脳が一生懸命働き、お肌のケアをしてくれます。これはお肌が元の状態に戻るために重要なポイントです。

この重要な働きをしてくれるのが成長ホルモンです。そして成長ホルモンが最も分泌するのが最初の深い眠り、ノンレム睡眠の時なのです。美容のゴールデンタイムとはまさにこのことを指しています。

さらに、嬉しい話があります。深い睡眠中には脳の疲れを取るために体温が下がると説明しました。

なぜ体温を下げるのかというと、脳が疲れをとるためにたくさんのエネルギーが必要だからです。そのエネルギーは日中の活動で使われるものであり、夜寝る時には使用されません。したがって、体温を下げることでそのエネルギーを脳の疲れを取るために利用するのです。

眠りの質が悪いと一晩に約１００ｋｃａｌ程度のエネルギー消費ですが、良い眠りの場合は約３００ｋｃａｌも消費されます。これによって一晩に約２００ｋｃａｌの差が生まれます。眠りの質が良くなると１ヶ月30日でなんと約６０００ｋｃａｌの差が出ます。脂肪１キロは約７２００ｋｃａｌなので、眠りが良くなると１ヶ月で約１キロの自然なダイエット効果が得られるのです。

そうです。寝るだけでダイエットが出来るのです。

さらに、睡眠不足の場合、満腹を感じるレプチンというホルモンが出にくくなり、代わりに空腹ホルモンのグレリンが増えてきます。そのため、夜中に目の前にお菓子などがあるとつい食べてしまいますね。これが太る原因の一つであり、コロナ禍ではいわゆるコロナ太りの要因の一つであったかもしれません。

例えば家でたとえると立派な家を建てたとしても、その立地が沼地だったら大変なことになります。お肌も同じく、状態が大切です。綺麗なお肌は、コラーゲンと、エラスチンがしっかりと働いて水分を保持してくれますが、この構造が崩れると、シワやくすみの原因になります。

ですから、良質な睡眠を取ることはお肌の健康にとっても非常に重要なのです。睡眠の質を向上させることで、脳が活発に働き、お肌の修復やケアをしっかり行ってくれます。また、体温を下げることで脳の疲れを取り、エネルギーを効果的に使うことができます。

良い眠りによって一晩に消費されるエネルギー量が増えることで、自然なダイエット効果も期待できます。また、睡眠不足によって食欲をコントロールするホルモンのバランスが崩れることで、食べ過ぎや間食の誘惑が高まりますが、良い睡眠をとることで、満腹を感じるホルモンが適切に分泌され、食事のコントロールがしやすくなります。

お肌も家と同じく、良い状態で保つためには適切なケアが必要です。化粧品やスキンケアは重要ですが、それだけでは表面的なケアにとどまります。眠りの質を高めることで、お肌の内側からの修復や保湿効果が期待できるのです。

ぜひ女性の皆さんは睡眠を味方にしましょう。良質な睡眠を心がけることで、朝起きた時にキレイなお肌に出会えるだけでなく、健康的な体重管理や食事のコントロールにも役立つのです。睡眠から始める美容法なのです。

第4章

ナメてはいけない！
いわゆる副腎疲労症候群

図13　いわゆる副腎疲労 CHECK

☑

副腎が
疲れているか
チェックします。
16項目あります。

3個以上は黄色信号
8個以上は赤信号

- □ 朝起きられない、起きるのがツライ
- □ 眠っても疲れが取れない
- □ 体が重い、だるい
- □ 立ちくらみがする（起立性低血圧）
- □ やる気がしない
- □ うつ症状がある
- □ 記憶力や集中力の低下がある
- □ 頭が働かない
- □ 砂糖や甘いものが欲しくなる
- □ 低血糖症がある
- □ カフェインがないと仕事ができない
- □ 風邪をひきやすい、治りが遅い
- □ 15時から16時頃にぼんやりする
- □ 夕食後、やっと元気になる
- □ ストレスに対処できない
- □ 性欲減退、PMS（月経前症候群）の悪化

副腎とコルチゾール

私たちの体内はいつも一定の状態に保たれています。これをホメオスタシス（恒常性）といいます。

たとえば、私たちの体温は夏でも冬でも外気温に影響されることなく約36℃に保たれています。これは、ホメオスタシス（恒常性）を維持するはたらきがからだに備わっており、そのおかげで生命が維持できています。

ホメオスタシスの働きには神経系やビタミン、ミネラルなどの栄養素、酵素など様々な要素が関係しています。その中で、大切な役割を担っているのがホルモンです。

体内が通常の状態と異なってくると、ホルモンをつくる細胞からホルモンが分泌され、神経系と協力して、体内を元の状態にもどそうとします。

副腎という臓器を知っていますか。左右の腎臓の上にちょこんと載っている小さな三角形の臓器で、体内のホルモン分泌に重要な役割を果たしています。

その副腎から生成されるホルモンの一つにコルチゾールがあります。

コルチゾールの主な働きとしてエネルギー代謝、免疫機能、血圧維持、循環系のサポート、電解質バランスの調整、骨の健康維持などがありますが、ここでは目覚めと抗ストレスについてお伝えします。

同じ睡眠時間でも朝、スッキリ目覚める時と寝たはずなのに寝た気がしない時はありませんか。実はコルチゾールの分泌の違いに因る場合があります。朝が近づくと副腎皮質からコルチゾールが分泌され血中に放出され、濃度が急上昇します。すると血糖値の上昇、エネルギー供給の増加、心拍数と血圧の上昇が起こり、体が目覚めと活動の準備を整え目覚めのスイッチが入ります。これがすっきり目覚めるメカニズムです。

では、なぜ寝たはずなのに寝た気がしない時があるのか？

そこにはもう一つの抗ストレスとしてのコルチゾールの働きが影響します。

ストレスとは、外部から刺激を受けたときに生じる緊張状態のことです。

外部からの刺激には、天候や騒音などの環境的要因、病気や筋肉痛などの身体的要因、不安や悩みなど心理的な要因、人間関係や仕事などの社会的要因があります。

日常の中で起こる様々な変化がストレスの原因となり許容範囲を超えると脳がストレスと捉えます。すると脳がストレスを抑えるために副腎に抗ストレスホルモンのコルチゾールの分泌を指示し、ストレスが抑制されます。


しかしここである問題が発生します。夜、布団に入った時、悩みなどでストレスを感じると、コルチゾールによってストレスは抑制されるのですが、同時にもう一つの働きの目覚めスイッチが入って覚醒してしまいます。すると今度は眠れないことがストレスになり再びコルチゾールが分泌されストレスは抑制されるが目覚めスイッチが入り、さらに眠れなくなる。

これを一晩中繰り返すのが朝まで眠れない状態です。眠っていても怖い夢を見ると目が覚めるのも同様です。（図14）

夜中ずっと眠れないのに、なぜか朝方になるとウトウトしますね。これは一晩中コルチゾールが分泌し続けて品切れになって目覚めのスイッチが入らないからです。それでも朝になると体内時計の働きで目は覚めます。しかし本来の目覚めのスイッチのコルチゾールがでないのでスッキリ起きられないのです。（図15）

睡眠中でも脳は働いているのでこの状態が続いていると、寝ても寝た気がしない状態になります。

夜中、副腎がコルチゾールを分泌し続けるとやがて副腎が疲れて機能が低下する。これがいわゆる副腎疲労症候群と言われるものです。

いわゆる副腎疲労の影響

副腎が疲労すると多岐にわたる健康問題を引き起こします。（図16）

主な症状を10個上げました。

図14　コルチゾールといわゆる副腎疲労症候群

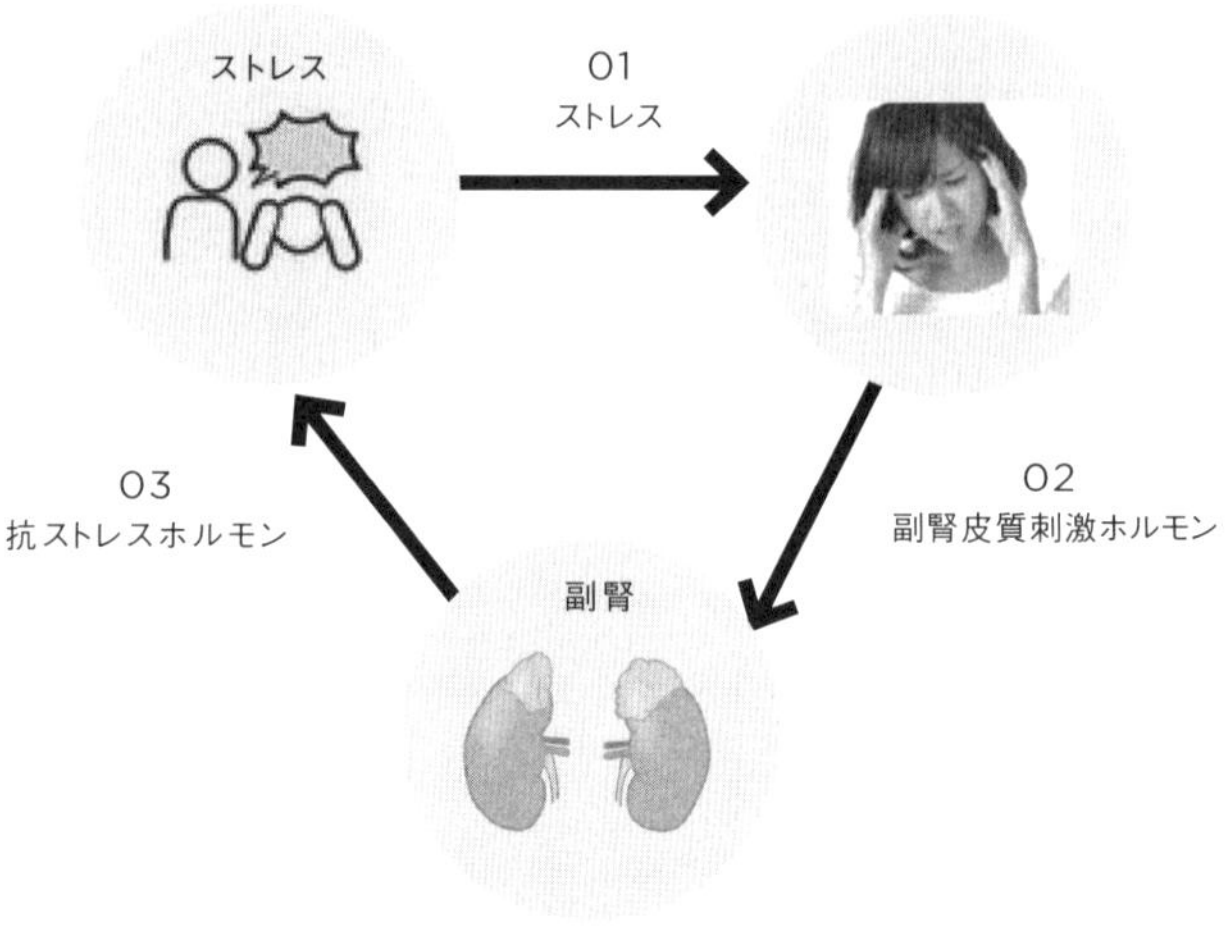

図15　コルチゾールの日内変動

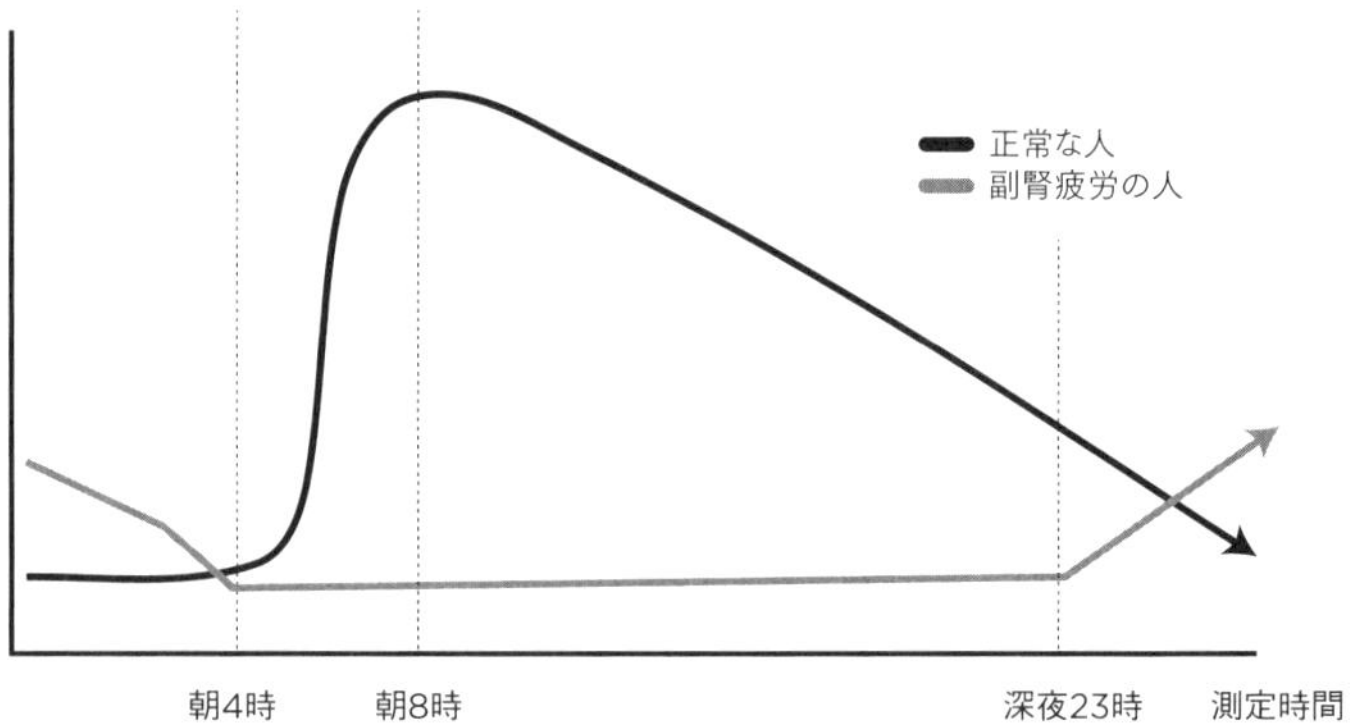

＊このグラフは、およその傾向を表した一例で、コルチゾールの日内変動には個人差がある

図16　副腎疲労はコルチゾールの酷使が原因

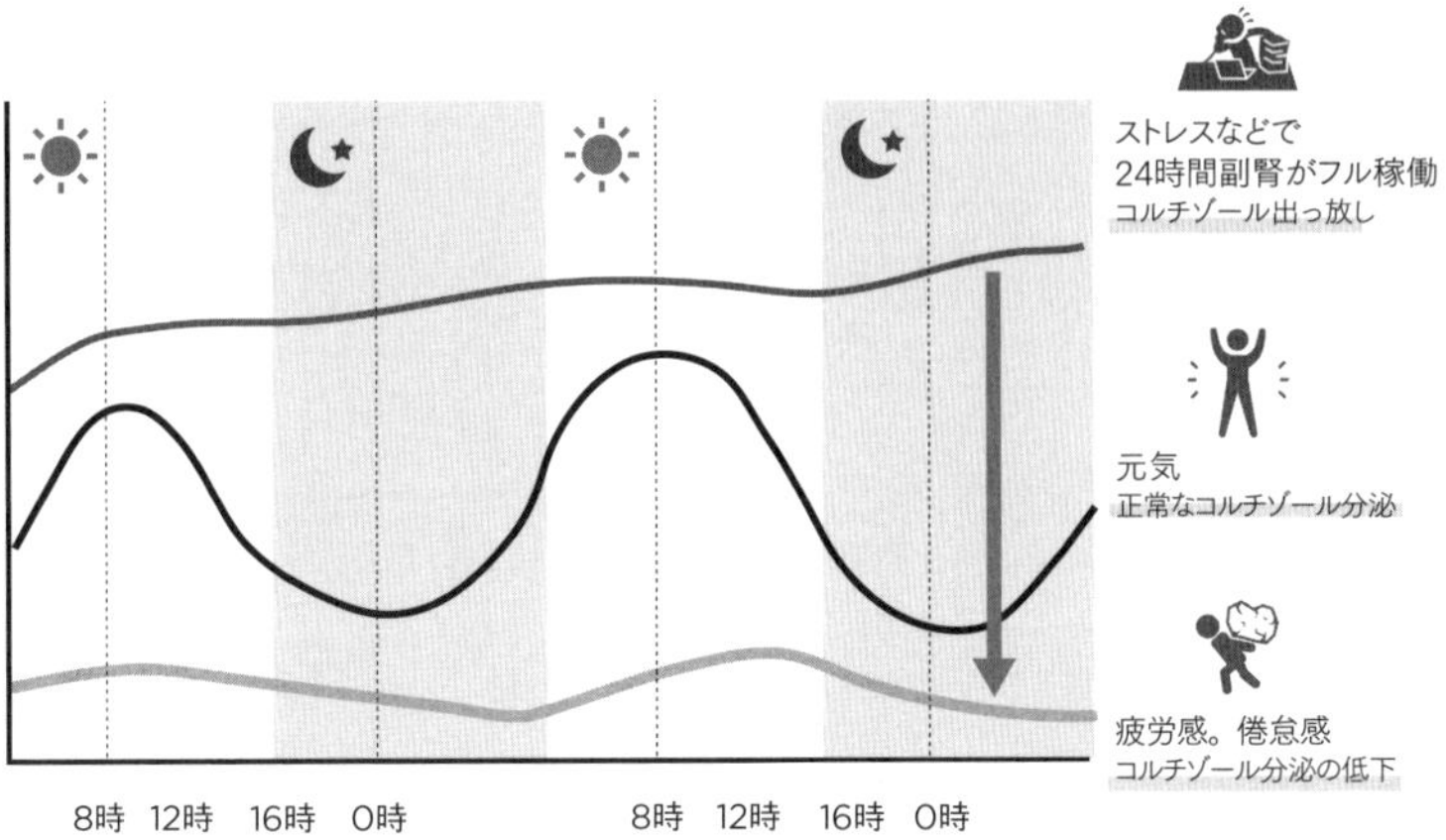

1．慢性的な疲労

副腎疲労の最も一般的な症状は長期間続く疲労感です。これにより、日常生活や仕事のパフォーマンスが低下します。持続的な疲労は生活の質を大幅に低下させ、うつ病や不安障害のリスクを高めます。

2．免疫機能の低下

コルチゾールの不足により免疫系のバランスを崩し、感染症にかかりやすくなります。また、自己免疫疾患のリスクも増加し、頻繁な病気や慢性疾患のリスクを高めます。

3．睡眠障害

コルチゾールの分泌リズムが乱れ、不眠症や浅い睡眠を引き起こします。良質な睡眠の欠如により体力の回復や脳の機能、情緒の安定に影響を与えます。

4．血糖値の不安定

コルチゾールの血糖値の調節が乱れ血糖値が不安定になり、低血糖や高血糖になりやすい。血糖値が不安定になるとエネルギーレベルや集中力、気分に直接影響を与え、糖尿病のリスクを高めます。

5．体重の変動

コルチゾールの不均衡により、食欲が変動し過食や体重増加が起こることがあります。また体重減少が見られることもあります。体重の変動により心血管疾患などのリスクが高まります。

6．ホルモンバランスの乱れ

性ホルモン（エストロゲン、テストステロン）のバランスにも影響を与え、生理不順、性欲減退、不妊などが引き起こされることがあります。

更年期障害の症状を悪化させる要因にもなります。

7. 精神的な問題

うつ病、不安、イライラ、集中力の低下など、さまざまな精神的な問題を引き起こし、生活の質や社会的機能、仕事効率などに深刻な影響を与えます。

8. 血圧の変動

コルチゾールの不足により血圧が低下し、めまいや立ちくらみを引き起こすことがあります。血圧の変動は循環器系の健康に影響を与えるため、特に高齢者や持病のある人にとって重要です。

9. 消化器系の問題

ストレスと副腎疲労は、消化不良、過敏性腸症候群（ＩＢＳ）、胃潰瘍などの消化器系の問題を引き起こすことがあります。栄養吸収や免疫機能が低下し慢性的な消化器系の問題は全身の健康に影響を与えます。

10. 筋肉と関節の痛み

体内の炎症が増加し、筋肉や関節の痛みを引き起こすことがあります。持続的な痛みにより、生活の質を低下させ、運動能力や日常活動に影響を与えます。

副腎が疲労することにより心身ともにさまざまな影響が発生します。

88ページに副腎の疲れチェック表を載せているのでチェックしてください。（図13）

イベントの前日はなぜ眠れないのか？

デート、ゴルフ、クリスマスイブ、旅行、遠足。イベントの前日にワクワクして眠れない。そんな経験、一度はあるでしょう。私もゴルフの前、布団に入ってからもなかなか眠れず、寝不足で朝を迎えたことが何度かあります。その理由は「ストレス」です。

えっ？　ストレス？　楽しくて嬉しいことなのに？　はい、そうです。脳は電気信号の大きさでストレスを判断します。「嬉しいこと」「楽しみなこと」も電気信号が大きくなっていて、それを「ストレス」と判別し、ストレスを軽減させるためにコルチゾールを出勤させてしまうのです。

するとどうなるか、ストレスは抑制されるけど逆に目覚めのスイッチが入ってしまう……せっかくのイベントなのに朝寝坊！　という最悪の事態を招きかねません。それだけは避けたいですよね。

「とはいえ、楽しみなもんは仕方がない！」その通りです。楽しみなことがある時はお風呂に入り、リラックスを意識して眠ることをお勧めします。

あとは普段から良い睡眠のサイクルを作っておくことも大事です。明日は早いから早く寝る、明日は仕事が休みだから遅くまで起きているといったように予定に合わせて就寝時間や起床時間をコロコロ変えるのも睡眠の質を下げます。

毎日決まった時間に寝るようにし、イベントがあろうがなかろうが同じ睡眠のサイクルを保ちつつ、なるべくリラックスできるようにお風呂にゆっくり浸かったり、マッサージをしたりするのもおすすめです。

とにかくイベントの前日はリラックスし、コルチゾールや、脳、副腎を休ませてあげてくださいね。

第5章

ヤバイ！　認知症は40代から始まっている？

認知症は老後の問題ではない

認知症は老後になってから直面する問題だと思っていませんか？　これから述べるのは、全て認知症に関する衝撃の事実です。ここでは、認知症の7割近くを占めるアルツハイマー型認知症について述べ、さらに認知症の予防方法についてもお伝えしていきます。

あなたが最もなりたくない病気は何でしょうか？　今、日本人が最もなりたくない病気、それは、認知症なのです。(図17)

認知症は脳の病気や障害など、さまざまな原因で認知機能が低下する状態を指します。日常生活や仕事など、様々なことに支障をきたすのです。

認知症といえば、高齢者を思い浮かべることが一般的かもしれません。ところがアルツハイマー型認知症は突然発症するのではなく、実は20～30年かけて密かに進行するのです。仮に70歳で認知症を発症する人は40代から始まっています。まさに働き盛り世代です。そうなんです。認知症は、老後の問題だけではありません。

脳の機能は年齢とともに徐々に変化していくため、若いうちから認知症の兆候が見られる

図17　自分自身がもっともなりたくない病気は何ですか？

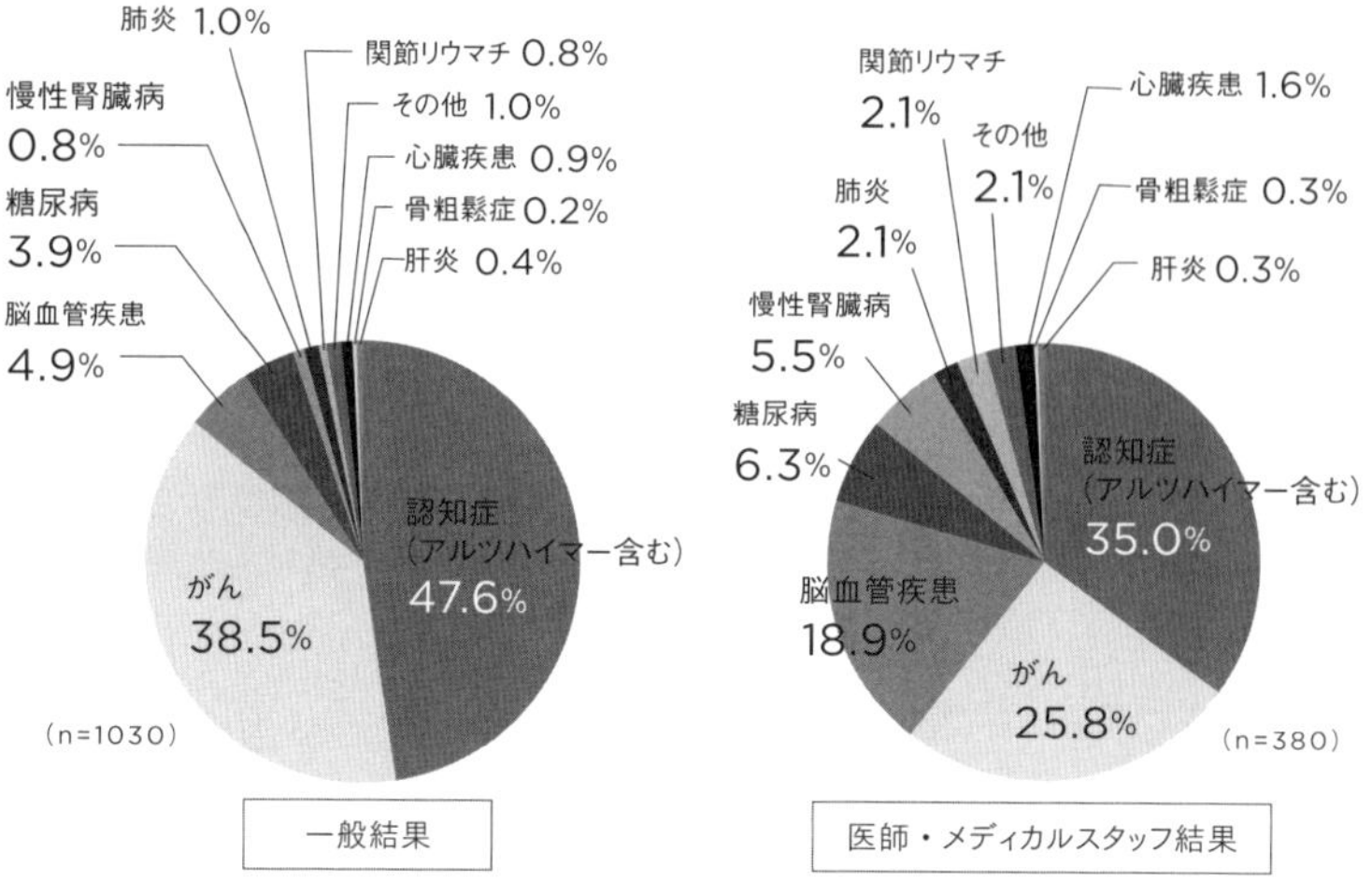

出典：食から認知機能について考える会、2021年

認知症はなれば天国、なられたら地獄
引用：https://www.dailymotion.com/video/x5yt1wc

こともあるのです。とある研究によれば、認知症の初期症状はわかりにくく、本人や周囲の人々にも気付かれにくいことがわかりました。しかし、この初期の段階で適切な対応を取ることが、将来の認知症の進行を防ぐ上で非常に重要です。

では、具体的にどのような兆候が見られるのでしょうか？　例えば、日常生活での些細なミスが増えたり、物事を忘れることが増えたりすることがあります。また、集中力や判断力の低下、物事の理解が難しくなるなど。これらの兆候がある場合、ただの忙しさやストレスだと片付けずに注意深く観察することが大切。

早い段階で医師の診断を受け、適切なケアや予防策を取ることで、認知症の進

図18　あなたの認知度チェック ～あなたはどの段階？～

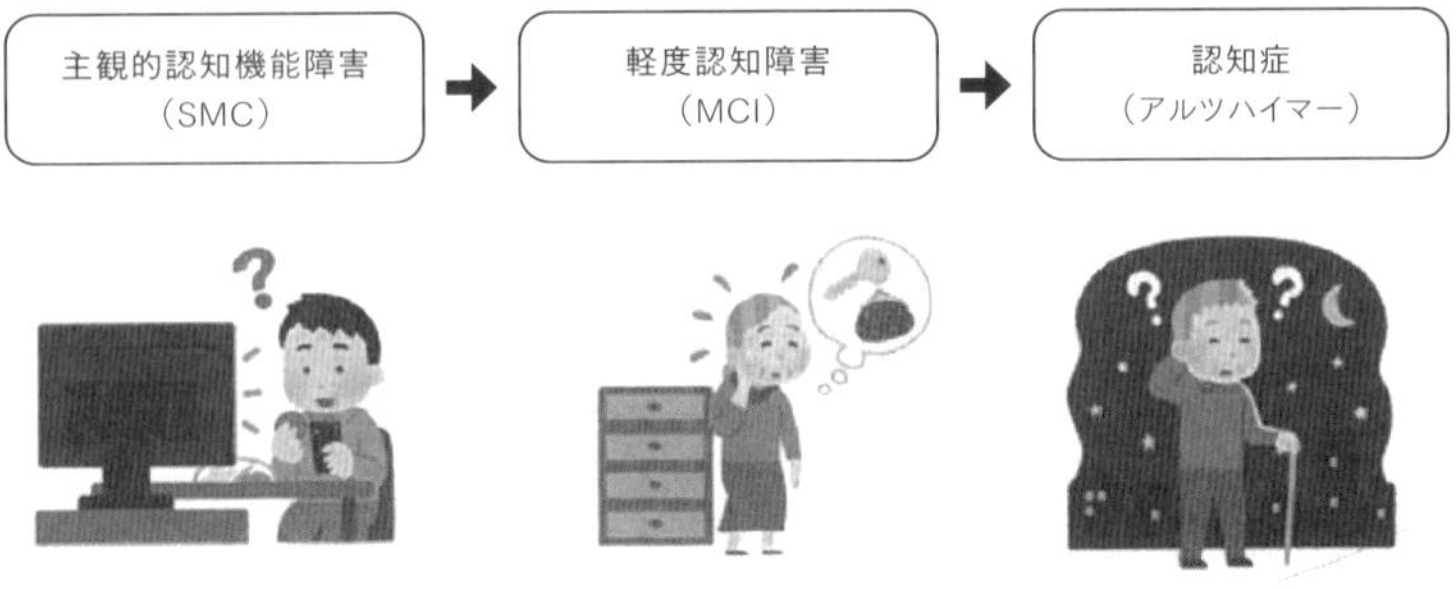

行を遅らせたり、軽減することが可能です。

3段階で進行するアルツハイマー型認知症

①「主観的認知機能障害」

アルツハイマー型認知症は3段階で進行していきます。（図18）一番最初に「主観的認知機能障害」の症状が現れます。これが認知症の第一フェーズです。周りの人は気がつかず、自分自身が「最近なんか物忘れが多いな」、「ちょっとやばいかな」と思う時。これが主観的な認知機能障害です。

例えば部屋の模様替えをして、テレビのリモコンの収納場所を変えたとしたら、新しい収納先をど忘れしてしまう状態です。

大好きだったドラマの主演俳優の顔は出てくるけど名前

図19　40代のためのSCD（主観的認知機能低下）チェック

☑

右記の項目について20～30代だったころに比べて「変化」を感じたことが１つでもあれば、睡眠、運動、飲酒・禁煙などの生活習慣を見直したい

- □ いまやろうとしていたことを忘れることがある
- □ 同僚や友人など、身近な知り合いの名前を思い出せないことがある
- □ 以前買ったことを忘れて、同じものを買ってしまうことがある
- □ 表現したい言葉がすぐに出てこないことがある
- □ 相手に話を聞き返すことが多くなった
- □ 先のことを予測したり、計画を立てたりすることが苦手になってきた
- □ うっかりミスをすることが多くなった
- □ 買い物のときのおつりなど、簡単な計算が面倒になってきた
- □ 別々の作業を同時に行うことがうまくできなくなってきた
- □ 新しい家電の操作などが覚えられなくなってきた
- □ ちょっとしたことで怒ったり、気分が落ち込んだりすることが増えた
- □ 趣味などにあまり関心がなくなってきた

出典：アルツクリニック東京の新井平伊院長監修の資料を基に作成
https://www.nikkei.com/nstyle-article/DGXZQOFK061IG0W2A900C2000000/

が全然出てこないということ。これも主観的認知機能障害です。

ＡＫＢ48など、メンバーがたくさんいるアイドルグループはみんな同じ顔に見えるなど。

会話をしていたら、「あれってなんて言うんだったかな？　ほらあれあれ！」といったように難しい言葉がふっと出てこないことも特徴です。

ぜひチェックしてみてください。（図19）

②軽度認知障害

主観的な認知機能障害が続いた先の２段階目は「軽度の認知障害」です。この場合、身近な人からみても「あれ？」「大丈夫かな？」と心配になるイメージです。

少し難しい話を聞くと、「ちょっとなに言ってるかよくわかんない」、「理解できない」といったように、シャットダウンしてしまったり。

周りの方からも、「最近ちょっとあの人変わった感じがするね」と言われてしまったり、やる気が湧かない、元気がない、その連鎖で物忘れがだんだんひどくなってきます。

主観的認知機能障害の時は、模様替えして移動した先がわからなくなっていましたが、軽度認知症に進行した場合、いつも置いてある場所が「どこにあったかな？　あれ？」といったように忘れてしまう傾向があります。これが軽度の認知障害です。そしてそれが進行し、いわゆるアルツハイマー型認知症形態になるのです。

③アルツハイマー型認知症

実際アルツハイマー型認知症になるとどうなってしまうのでしょうか？　会話をしていても同じようなことを何度も聞く、家族の名前を忘れてしまう、あるいはその家族の存在自体も忘れてしまい、最終的には自分の子どもに対しても「あなたは誰？」ということにもなります。

現在の曜日や日にちがわからなくなってきます。昔のことを急に思い出したり、何十年も前のことを、つい最近のことだと錯覚するようになります。

そして、いつも歩いている場所、いつも通っている道で、なぜか迷子になって、自分はどこにいるか分からない、帰り道がわからないということも起こります。

さらに人によっては、なぜか「家族にお金を取られた」と、そんなありもしない疑いが生まれてきたり、幻聴のようなことを言い出したりもします。

さらに、夜中にいつの間にか外に出て徘徊するようになります。アルツハイマー型認知症の特徴として、苦痛・疲労感、満腹感などを感じなくなる、というものがあります。

認知症の老人が深夜徘徊した場合、疲れを感じないので、ずっと歩き続けられるんです。実際に私の知り合いの方に「近所にアルツハイマーになった方で、こんな方おられましたよ」と教えてもらったのですが、夜にアルツハイマーのおばあちゃんが家からいなくなったということで家族は一生懸命近くを探したそうです。しかし、どこを探してもなかなか見つからない。結果的にどこでみつかったと思いますか？　そのおばあちゃんは、翌日隣の県で見つかったそうです。

こうなると、通常の生活が非常に厳しくなってきますし、ご家族の方も常にみてあげないと心配で仕方ないですね。

次のグラフは年齢ごとのアルツハイマーになる段階の人数割合と年齢分布です。（図20）一

図20　アルツハイマー病の進行状況の年齢分布

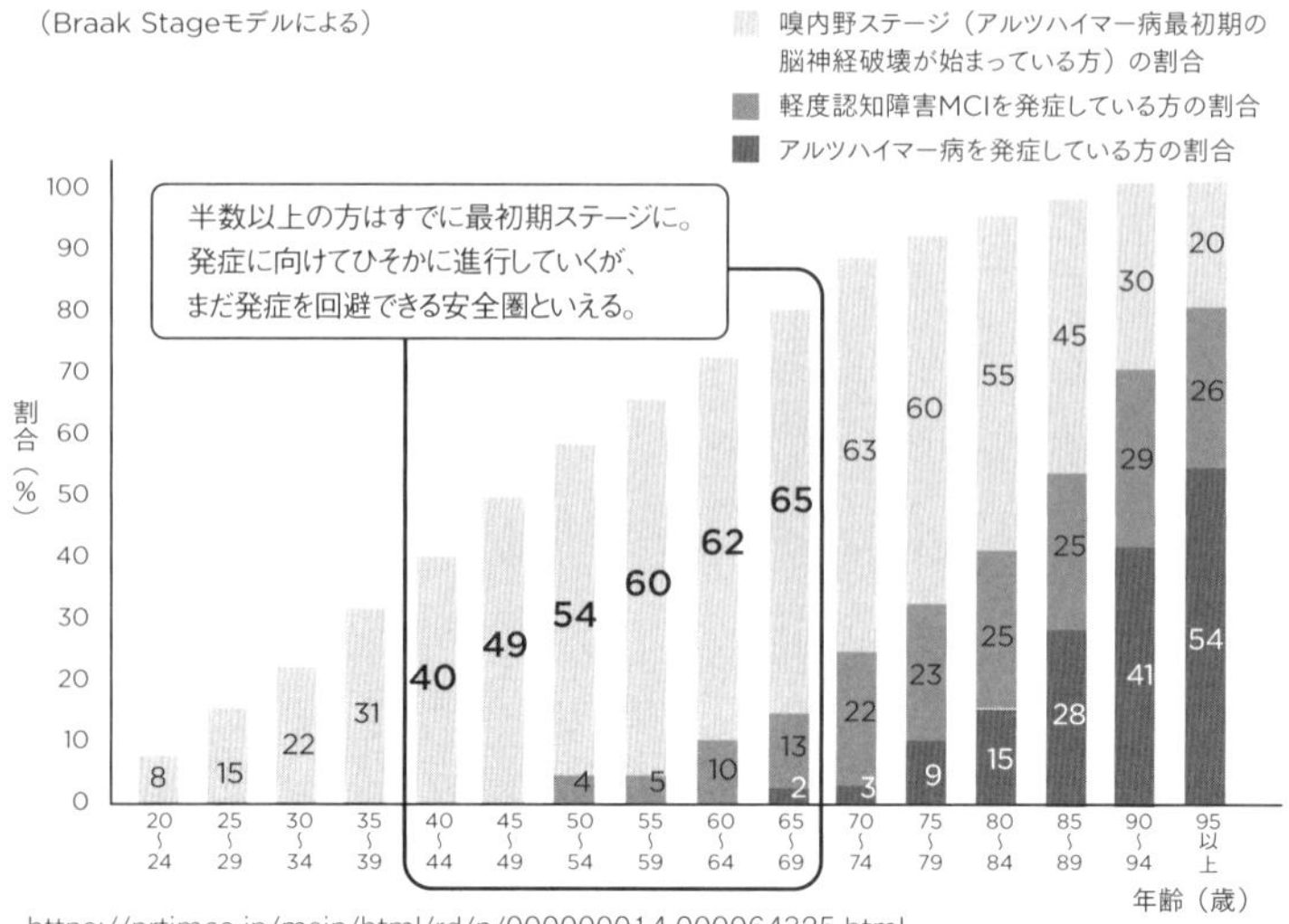

https://prtimes.jp/main/html/rd/p/000000014.000064325.html

番濃い部分がアルツハイマーで、実際かかってる方は70代後半から徐々に増えていきます。一方初期の主観的な認知障害を持っている方は40代から40%を超えています。

「最近、物忘れ多いかな」と気になってる方も実は40代です。

50代になると半数以上、60代になるともう6割以上の方が、主観的な認知障害を発症しています。

今ちょっと物忘れが気になる方も、今から20年、30年後にはアルツハイマーになる危険性があるということです。これはもはや老後の問題ではなく、今の問題としてぜひ捉えておいてください。

認知症は脳の中のゴミ屋敷

認知症に関しては予防の話はよくされますが、なぜか原因の話はあまり聞かないですね。ではここで、アルツハイマー型の認知症はなぜ発症するのか、その原因の一つをお伝えします。

アルツハイマー型認知症の種は、脳の中に溜まる不要なゴミです。この不要なゴミは「アミロイドベーター」と呼ばれるタンパク質で、脳の老廃物です。このゴミが脳内に溜まると、序々に神経細胞が破壊され、脳が縮小してしまいます。これがアルツハイマー型認知症の一つの原因です。

通常身体の中に毒素や老廃物が溜まると「リンパ」がお掃除してくれます。しかし、脳だけは、「リンパ」ではなく、「脳脊髄液」が掃除の役割を担います。これをリンパティックシステムと言います。

そして「脳脊髄液」が脳を掃除できる時間帯は「ノンレム睡眠（深い眠り）」の間だけです。

図21　グリンパティックシステム

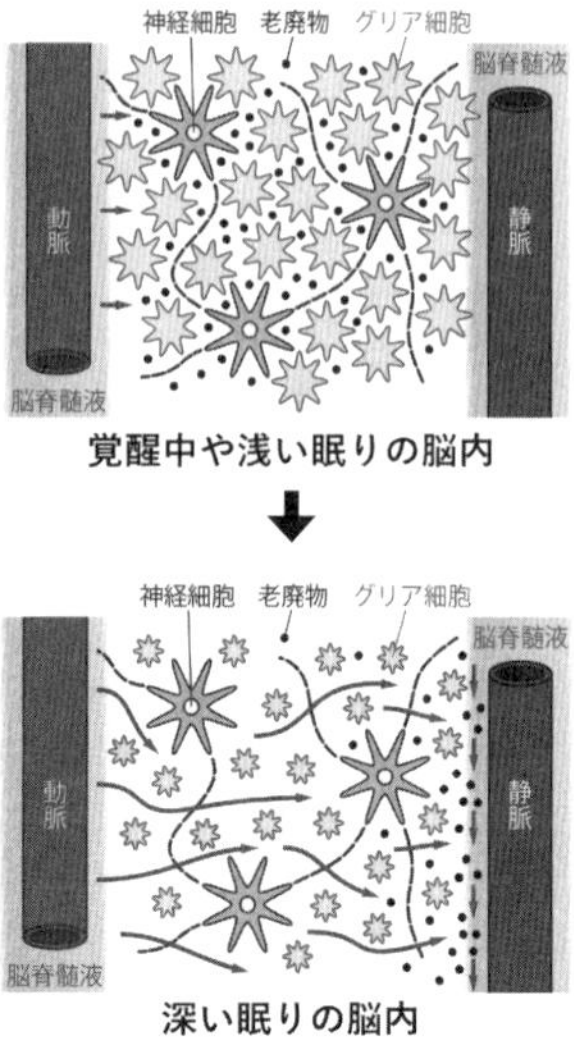

出典元
一般社団法人
日本栄養睡眠協会

　そのシステムをご説明します。

脳には大きく分けて2つの細胞があります。大切な情報伝達をする神経細胞とその神経細胞をサポートするグリア細胞です。脳のゴミはこの細胞の間に溜まります。

　脳の掃除とはこの細胞のすき間に溜まっているゴミを脳脊髄液が洗い流す作業です。実はこれこそが脳の疲れをとる最大のポイントなのです!!

　ところが、覚醒中やレム睡眠時は神経細胞が活発に働くため、それをサポートするためにグリア細胞が大きくなり、すき間がつまって脳脊髄液が流れなくなりゴミ掃除ができません。

　と言うことは、今この本を読んでいるあなたの脳はゴミが溜まり続けているのです。

ではいつ脳のゴミ掃除が出来るのか。それは「ノンレム睡眠（深い眠り）」の時だけが唯一グリア細胞が元の大きさに戻り、スキ間ができて「脳脊髄液」が流れてゴミ掃除をしてくれます。

まだ間に合う！　認知症回避策

認知症は40代から始まっているかもしれない。そんな事実を知ってしまい、心中穏やかではない方もいらっしゃると思います。しかし安心してください。本書は睡眠不足の方を脅したり、煽る意味で書いたわけでは決してありません。もちろん今日から実行できる改善策も提示させていただきますので安心してくださいね。

認知症予防として一番大切なことは深い睡眠に入り（ノンレム睡眠）しっかり脳のゴミ掃除をすること。今すぐできる3つの方法をお伝えします。

まず朝起きて、最低30分は直射日光を浴びることです。日光によって体がリセットされ、日中の活動が活発になります。実は体内時計は24時間ではないのです。ズレた体内時計が日光によってリセットされるのです。そのまま放置していると体内時計は時差ボケのまま日中を過ごし、睡眠にまで影響を与えます。そして重要なのは「直射日光である」ということです。

2つ目は、就寝の約1時間〜1時間半前にお風呂に入り終わることです。入眠後すぐに質の良いノンレム睡眠（深い眠り）に入るためには、自然な流れで深部体温を下げる必要があります。深部体温とは内臓や脳の体の中の体温です。お風呂に入ることで深部体温が上がり、お風呂から出た後に徐々に体温が下がっていき、1時間後にうまい具合に体温が下がり、そのまま深い眠りに入りやすくなるのです。

お風呂に入った後は、テレビもスマホもやめ、読書やノートに日記を書いたり、瞑想したりして過ごし、眠くなったら布団に入るというのがベストです。あくまでも湯冷めはダメ、絶対です。

3つ目は、寝る3時間前には食事・アルコールを控えることです。深い眠りに入る際にはエネルギーが必要です。就寝3時間以内に食事やアルコールを摂取すると、脳の疲れを取るためのエネルギーを、消化や分解を行う胃や肝臓に奪われてしまいます。

睡眠以外でできる認知症予防

認知症の発症を遅らせることが可能な時代に入りました。年齢に応じた軽度な記憶の問題と認知症の境界に位置する軽度認知障害（ＭＣＩ）の段階での早期発見が非常に重要です。専門的な検査が早い段階で行われるべきです。

①生活習慣病を正しくコントロールし、動脈硬化を予防する

生活習慣病を効果的に管理し、動脈硬化を予防しましょう。糖尿病、高血圧、脂質異常症などの生活習慣病にかかると、心筋梗塞や脳梗塞のリスクが高まると言われています。脳梗塞は血管性認知症やアルツハイマー型認知症の原因となり、血糖値や血圧の適切な管理は認知症予防において極めて重要です。したがって、60代から70代の若い時期から積極的に取り組むべきです。適切な治療、運動、食事療法を取り入れ、血圧、血糖、脂質を適切に管理することが大切です。

図22　予防の10カ条（認知症予防財団）

1	塩分と動物性脂肪を控えたバランスのよい食事を
2	適度に運動を行い足腰を丈夫に
3	深酒とタバコはやめて規則正しい生活を
4	生活習慣病（高血圧、肥満など）の予防・早期発見・治療を
5	転倒に気をつけよう。頭の打撲は認知症を招く
6	興味と好奇心をもつように
7	考えをまとめて表現する習慣を
8	こまやかな気配りをしたよい付き合いを
9	いつも若々しくおしゃれ心を忘れずに
10	くよくよしないで明るい気分で生活を

https://www.min-iren.gr.jp/?p=28969

②適度な運動を継続的に行う

有酸素運動は体内に多くの酸素を供給し、血液循環を改善し、脳の機能を活性化する助けとなり、また、動脈硬化のリスクを低減すると言われています。さらに、運動は認知機能を向上させる要素を備えています。週に3回、各回20分以上の速足ウォーキングや水泳などの有酸素運動を取り入れてみましょう。

また、コグニケア（2重課題運動）は脳の活性化に寄与し、認知力向上につながると考えられています。例えば、会話をしながら計算を行ったり、しりとりをしたりするような運動は、課題を解決するために脳を活発に使います。これにより、広範な脳領域が活性化され、認知力が向上します。

さらに、筋肉を鍛えることによって、認知症予防に関連する物質が体内に放出されることが明らかになっています。筋力を増強して、認知症や転倒の予防に努力しましょう。

③栄養バランスを考えた食事を腹八分目で

青魚には、脳の伝達物質を活性化し、脳の血流を向上させる不飽和脂肪酸（ＤＨＡ）が豊富に含まれています。特にＤＨＡは、神経細胞同士の情報交換に不可欠な栄養素として知られています。代表的な青魚にはマグロ、サンマ、ブリなどがあります。

野菜には鉄分、葉酸（ビタミンＢ群）、ビタミンＡ、ビタミンＣ、ビタミンＥが含まれています。鉄分の不足は貧血を引き起こし、体内の酸素供給が制限されます。ビタミンＣやビタミンＥを積極的に摂取することで免疫機能が強化され、動脈硬化の予防に役立ちます。バランスの取れた食事として、魚と野菜をよく噛んで摂ることがおすすめです。

また、ポリフェノールは動物実験で脳に蓄積したアミロイドβを排除する効果が示されています。赤ワイン、ぶどうジュース、緑茶などに多く含まれていますが、過度なアルコール摂取は認知機能低下のリスクを伴います。カレーなどに使われるウコンやクルクミンなどの香辛料は、認知機能向上に有益とされています。バランスのよい食事に気をつけながら、これらの栄養素を摂取しましょう。

④人との交流やコミュニケーションを心がける

高齢者にとって、人との交流は心身の健康にとって極めて重要な要素です。積極的に交流を持つことが、健康的な生活を維持する鍵の一つと言えます。人と会話をすることや社会的な活動に参加することは、脳の活性化につながり、認知症予防に寄与することが科学的に示されています。

日常的に友人や家族との交流を大切にし、新しい人々との出会いにも開かれた姿勢を持ちましょう。コミュニケーションを通じて、情報の共有や感情の表現が行われ、これらの活動が脳の血流を増加させ、神経細胞の活動を促進します。その結果、認知症のリスクを低減し、認知機能を維持・向上させる助けとなります。

したがって、高齢になっても人との交流を大切にし、自身の心身の健康をサポートするために積極的なコミュニケーションを続けることが重要です。

⑤社会活動やボランティア活動に参加する

過去の仕事や趣味で培ったスキルや知識を活かし、地域のニーズに合った形で貢献できる方法を模索しましょう。例えば、ボランティア活動や地域のプロジェクトへの参加、地元の団体やクラブへの加入などが考えられます。これにより、他の人々との交流が増え、共通の興味を共有することで新たな友人を得る機会も広がるでしょう。

社会に貢献することは、自己満足感を高め、心の豊かさをもたらします。また、地域との繋がりを強化することで、支え合いのネットワークが形成され、より充実した高齢者生活を築く一助となります。自身の経験を通じて、地域社会に貴重な貢献をすることで、充実感や幸福感を享受しましょう。

⑥お口を清潔に保ちましょう

食後の歯磨きやうがいなどの口内ケアは感染予防に非常に有効です。しかしこれだけでなく、口腔内の健康は全身の健康にも密接に関連しています。実は、口腔内の細菌、特に歯周病菌は、脳血管に損傷を与える可能性があるとされています。そのため、口腔の健康維持は認知症予防にも寄与する重要な要素となります。

食事後の歯磨きやうがいは、口内に蓄積する細菌やウイルスを除去し、感染症のリスクを低減します。口腔内の感染症が進行すると、全身に炎症を引き起こし、認知症のリスクを高めることがあるため、口腔内ケアは特に高齢者にとって重要です。

定期的な歯科検診や歯科医師のアドバイスに従い、適切な口腔ケアを実施しましょう。これにより、口腔内の健康が保たれ、全身の健康に貢献し、認知症予防にも一役買うことができます。健康な口腔状態は、良質な生活を維持するために欠かせない要素です。

アフターコロナの過ごし方

「新型コロナウイルス感染症」が世界中で拡大した期間中、多くの人々が感染リスクを軽減するために自宅待機を余儀なくされました。自宅に閉じこもることで、社交的な機会が制限され、さまざまな世代にとっての健康リスクが増大しました。

自宅での生活が続くと、誰かと話す機会が減少し、食事を抜いたり運動不足になることがあります。これが体力の低下や記憶力の減退、日常の身の回りの動作の難しさを引き起こし、いわゆるフレイル（虚弱状態）が進行することが考えられます。

フレイルの進行は、免疫力の低下や疲れやすさの増加といった健康への影響をもたらす可能性があります。また、精神的にも、感情の乏しさ、強い不安や抑うつ感などを含む精神的フレイルが発生することがあります。社会的な制約や孤立感が、さまざまな世代の人々に影響を及ぼすことがあるのです。

人との交流は、あらゆる世代にとって重要です。会話は脳の活性化に貢献し、精神的な健康や認知症予防に役立つとされています。アフターコロナでは、人とコミュニケーションをとることや、家族、友人、近隣の人々との関係を大切にしましょう。社会的距離を保ちながらも、連帯感と支え合いを育むことが、大切だと思います。

第6章

睡眠は朝食が9割

なぜ寝る子は育つ？

昔から寝る子は育つと言われています。それには根拠があります。

子供が育つためには成長ホルモンが必要です。

子供の成長に欠かせない「成長ホルモン」は睡眠時に分泌されるのです。成長ホルモンは、「寝ついてから3時間」の間に大量に分泌され、睡眠の後半には、ほとんど分泌されなくなるのが特徴です。さらに、特に深い眠り（ノンレム睡眠）の時には、たくさんの成長ホルモンが分泌され、細胞が急速に成長しているのです。

赤ちゃんの睡眠時間は、「ノンレム睡眠」の状態になっている割合が多く、成長につれて、レム睡眠の状態も加わってきます。

子供はすぐに大きくなりますよね。子供の成長には大量の成長ホルモンが必要です。大人と同じ睡眠時間では全然足りません。だから長時間の睡眠が必要なのです。睡眠時間が短いと成長に必要な成長ホルモンが十分に分泌されず、体も心も成長しないのです。まさしく「寝る子は育つ」ですね。成長ホルモンは小児期に多く分泌され、思春期にピークを迎え、それ以降は年齢とともに仕事量も減ります。

では大人になったら作られないのか？　いいえ、実は、あなたの成人後も密かに分泌されて、「代謝を調節する」など健康を維持する重要なポジションでずっと働いています。昨日擦りむいたところが、次の日治っていたことありませんか？　昨日気にしていた肌荒れが、次の日綺麗に治ってたりしませんか？　あれは成長ホルモンがいい仕事をした翌日に起こっていたということになります。

深い眠りを促す「睡眠ホルモン（メラトニン）」

成長ホルモンは深い眠り（ノンレム睡眠）の時に多く分泌されます。その深い眠りを得るために重要な働きをするホルモンがあります。それが、「睡眠ホルモン」です。中でも代表的な睡眠ホルモンがメラトニンです。

メラトニンは、脳の松果体（しょうかたい）から分泌される睡眠ホルモンです。体内時計に働きかけ、覚醒と睡眠を切り替え、眠りを誘う作用があります。

メラトニンは毎日の眠りを促すだけでなく、一日の中で分泌量の差があることで交感神経・副交感神経の調節や免疫を整える効果があるとされています。

脳が深い眠り（ノンレム睡眠）の時にしか休息できないということは、第3章で前述しました。メラトニンは、成長ホルモンの活躍を促す役割に加え、「脳の疲労を癒す」「脳をお掃除する」という重大な役割も持っています。

脳にとっては「メラトニン」の分泌量が死活問題へ発展します。

メラトニンは年齢とともに分泌量が減っていくと言われており、脳に関係する、認知症とも深い関係性があります。

成長ホルモンとメラトニンの関係性

成長ホルモンと睡眠ホルモン（メラトニン）は、違う種類のホルモンですが、相互関係にあります。

図23　メラトニンとコルチゾール、成長ホルモンの分泌の関係

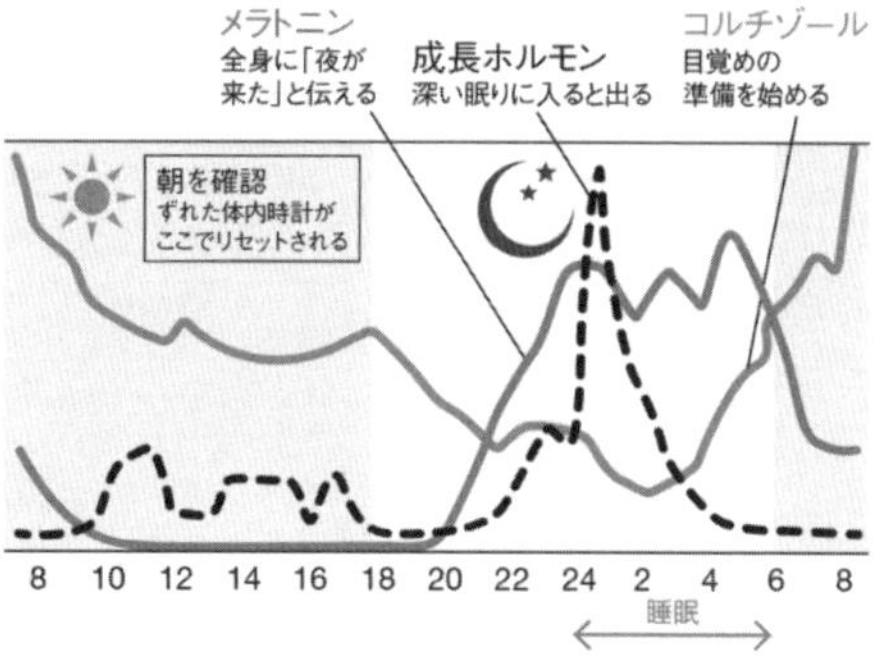

https://woman.nikkei.com/atcl/aria/cc/nh/100300009/121800009/

成長ホルモンは深い眠り（ノンレム睡眠）の時にしか分泌されません。

さらに、「睡眠ホルモン」が不足していると、深い眠り（ノンレム睡眠）になかなか入ることができません。その結果、成長ホルモンの働きも連動して低下してしまいます。

つまり、体内に睡眠ホルモンがないと、成長ホルモンは活躍できないのです。（図23）

朝、気持ちよく目覚めるとお肌にハリとツヤがもどってくることがあります。

ちなみに美容業界では、「美容ホルモン」という言葉もあります。実は「成長ホルモン」の働きなのです。成長ホルモンは、子供が幼い頃には細胞分裂や、成長などに必要な量が分泌されますが、一定の年齢（20歳前後）に達すると、体の成長は止まり、代わりに修復の働きをするようになるのです。

例えば、怪我をした場合や、肌のトラブルが起きた場合には、成長ホルモンが修復を担ってくれます。

成長ホルモンがうるおい成分やコラーゲンなどの美肌成分の生成を促します。このように昼間のダメージから肌を回復させることで美肌にしてくれます。

成長ホルモンはノンレム睡眠の状態になれば生成されます。一方、メラトニンは脳の松果体で生成されるのですがいきなり生成されるのではないのです。メラトニンのもとになる物質があります。それは、幸せホルモンと言われるセロトニンというホルモンなのです。

セロトニンは怒りや焦りなどのマイナスの感情を抑制し精神を安定させる効果があり、脳を活性化させ直感力も上げます。さらにストレスを抑制してくれます。とても豊かな気持ちにしてくれるので幸せホルモンと言われます。

完全保存版！　メラトニンのもとになるセロトニン誕生のレシピ

セロトニンの作り方のレシピを紹介します。

材料：
・朝の太陽の光
・トリプトファン（タンパク質の必須アミノ酸）
・ビタミンB_6（赤身魚、ささみ、玄米など）
・ミネラル（野菜・果物・海藻類）

①朝ご飯にトリプトファン・ビタミンB_6・ミネラルがたくさん含まれる食事をとる
（就寝予定時刻の16時間前がベスト）
②朝散歩をするなどして、直射日光を30分以上浴びる
するとセロトニンが生成される

以上が仕込みです。
するとその後あなたの体内では何が起こるのでしょう？　みていきましょう。

朝食の16時間後に脳の松果体でセロトニンからメラトニンが生成される

ここで気づかれたと思います。

メラトニンをつくるためには寝る16時間前に仕込む必要があるのです。例えば23時に寝るとしたら、朝7時なのです。そう、「朝食」なのです。

本当はこの第6章のタイトルである「睡眠は朝食が9割」を本書のタイトルにしようと思っていたくらいです。なぜ、睡眠において朝食が大事なのか？　その謎を解明していきたいと思います。

セロトニンについての深掘り

睡眠ホルモンのメラトニンを生成するには、まずセロトニンというホルモンの生成が必要不可欠です。

セロトニンは別名「幸せホルモン」とも呼ばれており、日中気持ちよく過ごさせてくれるホルモンでメラトニンに変化する他にも精神状態を安定にするために、恐怖に影響する神経伝達物質のノルアドレナリンや、快楽に関連する神経伝達物質のドーパミンなどを制御します。セロトニンが不足するとノルアドレナリンやドーパミンが制御できなくなり、精神状態が不安定になってしまうのです。

セロトニンは、体内の材料をもとにして朝方から分泌されます。そして、日が沈むに従って徐々にセロトニンの分泌量は減っていき、松果体でメラトニンに変化していきます。夜中に向けて増えるメラトニンは、私たちの睡眠の質を左右しています。セロトニンの量を増やすことが、メラトニンを増やすことに繋がり睡眠の質を向上させてくれます。

セロトニンは、トリプトファンという必須アミノ酸を基に合成されます。

ただトリプトファンは体内では生成されないため、食事で摂る必要があります。さらにトリプトファンからセロトニンを合成するときにはビタミンB_6が必要となります。トリプトファンは大豆系の食品に多く含まれています。

しかし、トリプトファンだけ摂ればいいというわけではありません。特に、必要なビタミンとミネラルが適切に摂取されていることが重要です。分子栄養学の観点から言えば、栄養素は単純な存在ではなく、相互に関連して働きます。例えば、ビタミンCが不足していると、ビタミンAの働きも損なわれる可能性があります。つまり、必要な栄養素が適切に摂取されていることが前提となります。そして、その中にトリプトファンが適切に含まれている必要があります。これが非常に重要です。

トリプトファンはいつ摂取すべきでしょうか？

寝る前でしょうか。


いいえ、それがなんと、寝る16時間前です。仮に夜11時に寝るとした場合は、朝の7時なのです。


あなたは何時に寝ていますか？　そして、その16時間前は何時ですか？

夜11時に寝るつもりならば、朝7時ですね。12時に寝るつもりならば、朝8時です。

では、夜中の2時に寝るとした場合はどうでしょう？　16時間前は朝の10時です。

ただ、その時間にトリプトファンを摂取しても、あまり意味がありません。メラトニンは眠気を誘う睡眠ホルモンなので、2時を過ぎると起きる準備に入るため分泌が減っていきます。なので基本的には、その日のうちに就寝しましょう。


ただやみくもに就寝16時間前に「トリプトファン」を摂取するだけでは意味がありません。なぜなら、トリプトファンから睡眠ホルモンを生成するためには日光が必要だからです。朝の時間帯に最低30分から1時間ほど日光を浴びることが重要です。なぜなら、すぐに睡眠ホルモンが生成されるわけではなく、まずセロトニンというホルモンが生成されないといけない。セロトニンの生成には日光が必要なのです。実際、セロトニンが生成されると心地よい気分で一日を過ごすことができますし、精神的な安定ももたらされます。例えば、晴れた日に公園で過ごすと楽しいですよね。子供と遊んでいるときも楽しいです。それは太陽光をしっかり浴びてセロトニンが生成されているからです。

睡眠ホルモンであるメラトニン、そのもとになるセロトニンの関係性や、セロトニンの生成に必要不可欠な材料が理解できたのではないでしょうか。

日常生活の中で日光に十分当たる機会が制約されている方も多いでしょう。慢性的睡眠不足な方は、太陽の光を浴びる機会にも恵まれていない場合があります。電車通勤の方は、家から駅までの時間や、駅から会社までの時間に自然と太陽を浴びられますが、一方で車通勤や在宅勤務の方は直接日光を浴びる機会が少ない場合があります。残念ながらガラス越しに日光を浴びてもセロトニンの充分な生成には至りません。生日光（直射日光）でなければ意味がないのです。

コロナ禍以後、在宅勤務の人が増えるのと比例し、睡眠不足の人が増加しました。これはセロトニンを作る機会が減ったと言えるのかもしれません。

仕事上、なかなか朝散歩をする機会が取れない方は、「光照射機（ひかりしょうしゃき）」を利用されてはいかがでしょうか。

光照射機は、フィンランド（北欧）で開発された医療機器です。日照時間が短く、太陽の光を浴びる機会が限られる北欧地域では光照射不足症状が多発しており、季節性のうつ病になる方が非常に多いと言われています。光照射機が太陽の光を補完し、うつ症状を改善するための効果的な解決策として広く用いられています。

光照射機は、特定の波長の光を放射し、目に入れることで、体内時計のリセットや心理的な安定感をもたらすのです。気分の改善やエネルギーの向上が期待され、季節性情動障害（SAD）やうつ病の症状緩和に寄与します。

光照射機は、日光不足に悩む方々にとって貴重なツールであり、自宅での使用も可能です。ただし、使用に際しては適切な指導や医師のアドバイスが必要です。日光の恩恵を受けられない場合でも、光照射機を活用することで、心身の健康をサポートする一助となるでしょう。

光照射機は耳からも日光を入れるイヤホン型がおすすめです。

私のクライアントさんで20代の女性は、朝目覚めてから1時間ほど、布団から出られませんでした。私が勧めた光照射機を使うようになってからは、5分で目が覚めるようになったようで、大変感謝されました。

おすすめ朝食メニュー

朝食は睡眠の質に大きな影響を与えます。睡眠を最適化するためには、寝る16時間前に朝食をとりましょう。23時に寝る方は7時、22時に寝る方は6時です。

朝飯を食べずに会社に出勤した日に、なんとなく身体がだるかったり、仕事に集中できないことはありませんか？　その場合、体内のトリプトファンが不足している可能性があります。

昔の人は通常、1日に1食か2食しか食べない、少食の生活を送っていました。それにもかかわらず、昔の人々は驚くほど身体が強かったのです。おばあちゃんが俵を担いでいる昔の写真をみたことがありませんか？

昔の人はなぜそんなに体が強かったのでしょうか？　その鍵は、昔の日本人がとっていた朝食メニューにありそうです。

まず、トリプトファンがどのような食品に含まれているかを考えてみましょう。いろんな食品に含まれていますが、特に大豆系の食品が多いです。納豆、豆腐、みそ、醤油、油あげ、などが該当します。一日に必要なトリプトファンは500㎎。しかし、ただトリプトファンが含まれる食材を食べるだけでは意味がありません。

トリプトファンを身体に「吸収する」ために取らなくてはいけない栄養分があるのです。それは、ビタミンB_6とミネラルです。ビタミンB_6は玄米や緑茶、鮭などの焼いた赤身の魚に多く含まれます。お味噌汁の具にわかめが入っているとミネラルも摂れますね。

つまり

・玄米
・納豆
・豆腐
・わかめのみそ汁
・鮭

ズバリ、「和食の朝食」です。つまり、これが何千年もの間、日本人が築き上げてきた日本人にとっての最適なメニューなのです。

だから昔の人たちは、少ししか食べてなかったとしても、力持ちで元気だったのです。現代、朝、しっかり和食を食べている日本人はどれくらいいるでしょうか？　和食は、日本人にとって最高のメニューなのですが、残念ながら、最近は毎朝しっかり和食を食べる家庭は少なくなっています。日常的には食べられなくなってしまっています。ファスティングや16時間断食などが流行り、朝飯を抜く人も昔より増えましたよね。

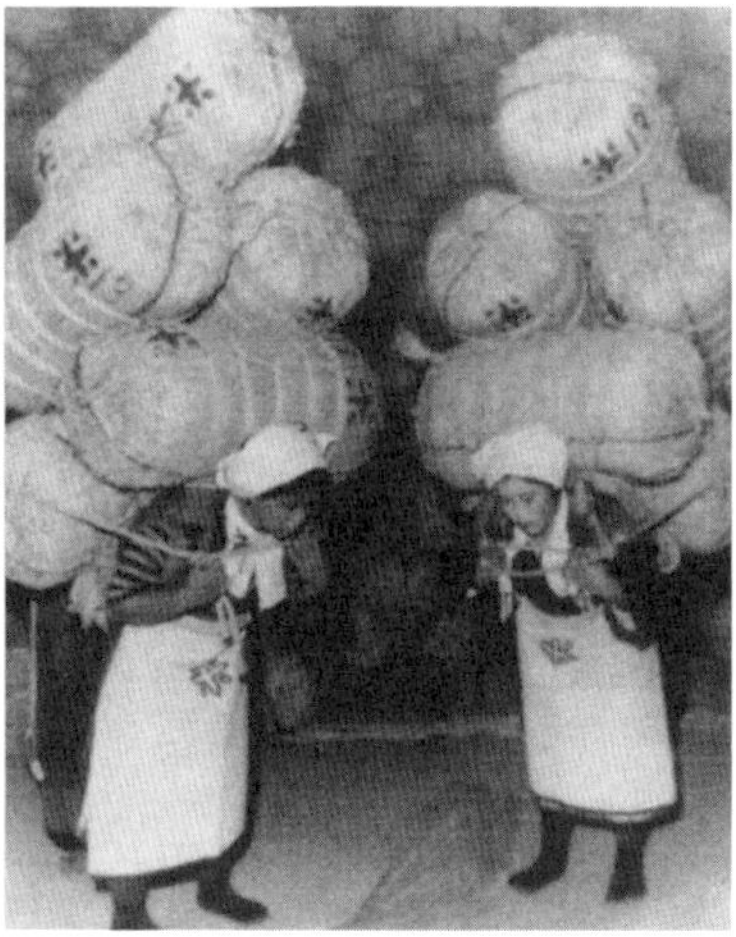

引用元：https://togetter.com/li/1977713

もちろん昔の人たちは成分の知識などなかったと思うのですが、長年培ってきた経験から強い体を作る朝食メニューを編み出してきたということになります。

健康と睡眠のためには、昔から受け継がれてきたこのメニューが必要なのです。可能なら、今日から朝食にこの和食メニューを取り入れてみてください。きっと良質な睡眠と健康な体を手に入れることができます。ちなみに温泉の朝食が、ベストオブ睡眠の質爆上げメニューです。温泉旅行に行った時の朝食の写真を見返してみてください。睡眠に良い食材ばかり使っていますよ。

腸と脳と睡眠不足

脳腸相関（のうちょうそうかん）という言葉を聞いたことがありますか？　生き物にとって重要な器官である「脳」と「腸」がお互いに密接に影響し合っていることを指した言葉です。例えば、多くの動物は、ストレスを感じるとお腹が痛くなり便意をもよおします。脳が自律神経を介して、腸にストレスの刺激を伝えるからです。「腸に病原菌が感染すると、脳で不安感が増す」と、ある研究で報告されています。

さらに最近では、「腸は第2の脳」とも言われていますね。脳のある生き物にはすべて腸が存在しています。しかし腸だけで存在する生き物もいます。ミミズやナマコなどです。もともと腸が脳の働きを担っていたという考え方もあり、実際に腸が脳に指示を送っているとも言われています。腸内にはたくさんの菌があり、良いことをする善玉菌と悪さをする悪玉菌がいます。善玉菌、悪玉菌はそれぞれ好物があります。（最近は善玉菌、悪玉菌という表現はしない傾向にありますが、ここでは分かりやすいように善玉菌、悪玉菌でお伝えします）

善玉菌は食物繊維や発酵食品など体によいものが大好きで、悪玉菌は高脂肪（揚げ物、バターなど）、高糖質（加工食品、清涼飲料など）、アルコール、食物繊維の少ない白米、パンなどが好物で特にジャンクフードや甘いものが大大好物です。

ここで腸を船に例えてみましょう。船には2人の船長がいるとします。名は「悪玉菌船長」「善玉菌船長」です。毎日どちらが船長になるかを揉めています。人間にとって、善玉菌船長だと快便でお腹の調子もよく、元気で楽しく過ごせます。しかし、悪玉菌船長が船長になった日は最悪です。

悪玉菌船長「腹減った」
腸「なにがよろしいですか？」
悪玉菌船長「甘いものが食べたい」
腸「かしこまりました。脳に連絡します」

腸が脳にグルテンや甘いものを摂取するよう指示し、甘いものが欲しくなるように働きか

図24　がんの主な部位別死亡者数の年次推移

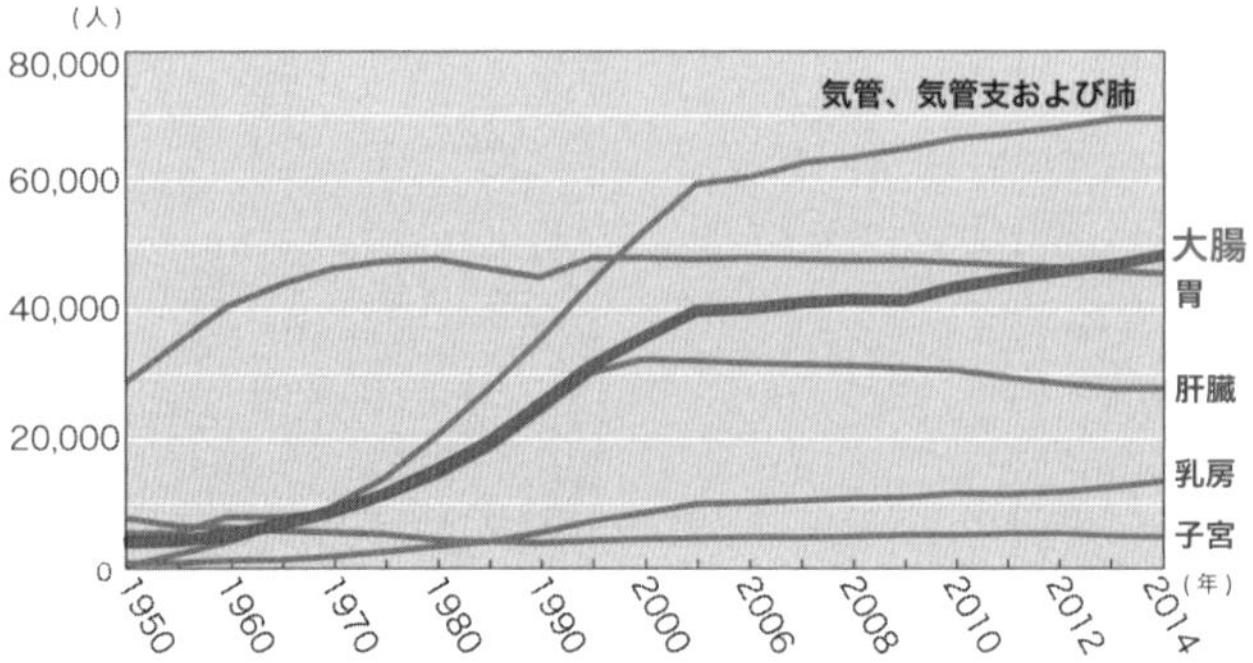

https://www.f-l-p.co.jp/knowledge/528

けます。腸の状態が悪いときは、甘いものを欲しがる傾向にあるのです。甘いものやグルテンを摂取すると、ますます太りやすくなります。

さらに悪玉菌が増えると免疫力が低下し、免疫異常が生じることがあります。その結果、病気にかかりやすくなったり感染しやすくなったりするのです。場合によっては、ポリープが形成されて大腸がんに進展する可能性もあるのです。逆に善玉菌船長が優位な場合は甘いものを食べたいという欲求が減り、健康な食事を選びたくなります。

人間の免疫力の7割が腸で形成されているのです。腸がきれいで健康であることは体全体の健康につながります。風邪をひきにくくなったり、感染症にかかりにくくなったり、いいこと尽くめですね。

ここで睡眠との関係が重要になります。本来、睡眠の質を良いものに保つためには、善玉菌が優位な状態を保つ必要があります。

思い出してください。いわゆる副腎疲労は、睡眠の質が悪くなることによって、コルチゾールが働きづめで、脳の疲労が取れず、副腎が病んだ状態でした。

これは「睡眠栄養指導士協会」の調査ですが、いわゆる副腎疲労の状態が進行すると、善玉菌である乳酸菌が減少します。

つまり悪玉菌が、優位になる状態が生じてしまうのです。睡眠が悪くなると副腎も悪くなり、乳酸菌が減少し、腸の状態も悪化してしまうという負のスパイラルに陥るのです。

副腎疲労チェックでは、「風邪をひきやすい」といった項目もありましたね。副腎疲労が進行すると腸や体の免疫力も低下してしまいますので、風邪やウイルスに感染しやすくなるのです。

日本ではがんの部位別死亡者数の第二位が大腸がんなのです。

ちなみに、腸は痛みを感じにくい臓器であります。「胃が痛い」との自覚症状はありますが、「腸が痛い」と言っている人はあまり聞きませんよね。大腸がんの検査を年に一度受けるように勧められるのは、そういった理由があります。一見関係がないようにみえる「睡眠不足」が病気の原因になることも考えられるのです。日本で大腸がん患者が多いという傾向がある事実にも睡眠が深く関係している可能性があります。

温泉旅館は睡眠の理想ルーティン場

突然ですが温泉はお好きですか？　嫌いと答える日本人は少ないでしょう。日本人は年齢に関係なく温泉が大好きなのです。長期休暇にどこで楽しもうかと思ったら、ディズニーランドなどが挙げられるでしょうが、のんびりしたいと思うなら温泉が頭に浮かびますよね。温泉地は全国に約2、894カ所（2021年）もあり、宿泊施設は約1万2千軒もあります。

日本人は温泉が大好きな国民です。その理由は「睡眠」にあるかも知れません。どういうことなのでしょう？　解説していきますね。

温泉で過ごした時を思い出してみてください。典型的なスケジュールはこうです。まず日中観光を済ませた後、午後3〜4時頃にチェックインします。ウェルカムドリンクを飲んだり、備え付けのお菓子を食べたりゆっくりしますよね。場合によっては先に温泉に入る方もいらっしゃるかもしれません。

6時頃からいつもよりは少し早めの食事が始まります。素敵な料理が並びます。

時間をかけて、テレビも見ずにゆっくりと食事を楽しみますよね。夜7時頃に食事を終え、部屋で少しゆっくりした後はのんびり温泉に入ります。

するとどうでしょう。お風呂から上がって、ゆっくり過ごすと、夜10時頃には眠くなってきませんか？　実は食事を終えてから約3時間後なのです。

温泉に入ると、一時的に内臓や脳の深部体温が上昇します。お湯から出ると序々に体温が下がり始め1〜1時間半すると元の体温にまで戻りさらに体温は下がろうとします。この深部体温の下降が、深い眠りに入る要素となるのです。深部体温の低下は、眠りを促す効果があります。そのため、温泉に入った後、約1〜2時間後には何となく眠くなってきます。

「明日も観光があるから早めに寝よう」と夜更かしせず眠くなったタイミングで布団に入ると、ぐっすりと眠ることができます。温泉の効能もありますし、1日楽しいことをしてリラックスしているので、寝る時に余計なことも考えないのかもしれません。

こうして睡眠を十分にとり、朝になると気持ちよく目を覚ますことができます。朝一番にまたお風呂に入りたくなりますよね。夜10時に寝て朝6時に起きて8時間睡眠。十分な睡眠が取れているのです。

温泉旅館の場合、朝食に和食が提供されることが多いでしょう。メニューは前述した「おすすめ朝食メニュー」そのものではありませんか。温泉旅館で食べる朝食は「睡眠に良い」食事なのです。宿を後にして天気が良ければ観光を楽しんで日光を浴びることができます。観光を1日楽しんで帰宅すると、その夜はぐっすり眠れるんです。

いかがでしょう？　このように温泉旅館でのタイムスケジュールは、睡眠にとって理想のルーティンといえるのです。温泉＝睡眠負債を返済してくれる場所と捉えても過言ではありません。

以前に温泉睡眠リトリートを開催したことがありました。温泉睡眠リトリートでは、1日目は睡眠の知識を学び整体やヨガのレッスンやエステ体験で身体を整え、おいしい食事を楽しみ、そして、ゆったり温泉に入る。翌朝6時にはスポーツインストラクターによるウォーキングのレッスンのあと、朝日をたっぷり浴びて山を散策しました。そのあとに楽しい朝食です。もちろん和食の朝食ですね。大変好評でしたので、また開催したいと思っています。

第7章

今日からできる睡眠改善法

さて、6章にわたり睡眠のメカニズム、副腎との関係性など、さまざまな知識をお伝えしてきました。読み進めてくださった方は、なぜこんなにも睡眠が重要なのかをお分かりいただけたかと思います。ここからは、今日からサクッと始められる睡眠改善法を特別に紹介します。1つでも多く取り入れてくださるだけで、睡眠の質は確実に上がっていくことでしょう。

①朝、日光を浴びる

朝に日光を浴びることで①ズレた体内時計をリセットする②幸せホルモンのセロトニンを作る③14〜16時間後に眠けを促す。このことで一日を活動的に過ごし、夜ぐっすり眠れます。

②上手な昼寝の仕方

色々な睡眠に良い方法を試しても、昼間に眠くなってしまう！　そんな時は、我慢せずに昼寝をしましょう。ただし、昼寝にもコツがあります。昼間、眠くなってしまったときに使える上手な昼寝の仕方を伝授します。

そもそも昼寝の目的は睡眠ではありません。昼寝の目的は「眠気を取る」ということです。

昼間にぐっすり眠ってしまうと、夜に質の良い睡眠が取れません。昼寝は睡眠を取るためではなく、眠気を取ることを目指しましょう。そもそも昼間に眠っても睡眠ホルモンは出てきません。

まず昼寝の適切な時間帯は、午後の2時まで。3時以降になると脳が深い眠りに入ろうとするため、注意が必要です。昼寝の長さは20分以内が良いです。30分以上寝ると、同じように脳が深い眠りに入る傾向があります。一度深い眠りに入ると脳がその日の睡眠が終わったと思って夜に深い睡眠に入りにくくなるので気をつけましょう。

では、どうやって深い眠りに入らせないようにするか？　答えはカンタンです。ベッドやソファで横にならない。特に寝不足の場合、横になると脳は深い眠りに入ろうとします。ではどうすればよいか。肘掛けのない椅子に座って寝るのが理想的です。

不安定な感じの椅子で、寝る姿勢にならないようにしましょう。折りたたみのパイプイスなどがいいですね。

電車の座席でウトウトしても、降りる駅の前で目が覚めますね。これは浅～い眠りだからです。逆に終電近くに、座席で横になってしまったサラリーマンが終着駅まで行ってしまうのは脳が深く眠ろうとするからです。昼間の眠気を取る際も同様です。

昼間に眠くなること自体が睡眠不足です。その場合は我慢せず、上手に眠気を取りましょう。睡眠不足のまま仕事をするとパフォーマンスが下がってしまいますので、眠気を取るための昼寝は重要です。

さらに昼寝の効果を上げるコツが昼寝の前のカフェインです。

コーヒーや緑茶などのカフェインが体内に吸収されて働き始めるのは、飲んでから約30分後。そのため昼寝から目覚めたタイミングでカフェインの効果が表れ、スッキリした状態で仕事に取り組みやすくなります。

引用：https://www.inic-market.com/note/caffeine_nap/

カフェインによって目が冴えるため、昼寝後にちょうど目を覚ませるタイミングでカフェインを取ると良いでしょう。

おさらいしますと、

・昼寝の目的は眠気を取ること（熟睡注意）
・午後の2時まで
・20分以内
・横にならず座ったままで
・昼寝の前にカフェインを仕込む

です。

上手な昼寝の仕方をマスターすることで、眠気をスッキリ解消し、より効率よく仕事をしましょう。

③筋トレは夕方まで

夜に深い眠りに入るためには、心身ともにリラックスしている状態が必要です。身体がリラックスしていると、血流が良好な状態で循環しています。身体の隅々まで栄養と酸素と血液がちゃんと届いている状態です。

筋トレを行うと筋肉は固くなります。筋肉に力が入ったまま寝ると、血行が悪くなってしまうので、あまりおすすめしません。筋トレは夕方までにして、その後は体を緩め、リラックスすることが大切です。寝る前に筋トレをすると疲れてぐっすり眠れる、という人がいますが、基本的には睡眠不足で脳が早く寝たいだけのサインかもしれません。

会社勤めなどで夜にジムに通う場合は、必ずストレッチをして身体をほぐしてから寝るよう心掛けましょう。寝る前に行う場合は、身体を緩めるストレッチがおすすめです。筋肉を緩めてくれる効果があります。入浴もリラックスするために必要です。入眠の1〜2時間以内に入り、必ず湯船に浸かるようにしましょう。

④飲食は寝る3時間前まで

質の良い眠りを実現するためには、まず「最初に」深い眠りに入ることが重要です。深い眠りに入ることで脳の疲れを解消します。脳の疲れを取るには多くのエネルギーが必要なのですが、寝る3時間以内に食べ物を取るとそのエネルギーが消化のために胃に使われてしまいます。

また、アルコールを摂取すると肝臓が分解に取りかかり、脳の疲れを取るためのエネルギーが足りなくなってしまいます。その結果、脳のゴミを掃除することができなくなります。

したがって、アルコールや夕食は寝る3時間前以降取らない方がいいです。

ちなみに、もちろんスイーツもですよ（笑）

⑤入浴は寝る1時間前に入り終える

入眠前に脳と身体をしっかり休息させるために「深部体温が下がる」という仕組みがあることは、前述しました。深部体温が下がると、身体は休息状態に入り、眠気が訪れます。特に深い入眠直後の段階では、深部体温は0・7～1度程低下します。では下がった分の体温はどこに行くのでしょう。実は手足から熱を逃がしているのです。赤ちゃんが眠る前に手足が温かくなるのはこのためです。入眠時に体温が下がった状態にするのですが、人は「えいやあ」の力技で自分の深部体温を下げることはできません。ではどうすればいいでしょうか？

それが「入浴」なのです。実は、みなさんが毎日何気なくルーティンにしている「入浴」

によって、睡眠の仕込みができます。身体の中の深部体温を下げるためには、寝る1～2時間前までにお風呂に入り終えましょう。入浴中から後にかけ、自然と体温が上昇し、その後、徐々に体温は下がっていきます。約1～1時間半ほどで元の体温まで下がり、更に深部体温を下げるのです。ご自身のお風呂から出て眠くなるまでの時間を測ってみてください。こうすることで、自分で睡眠をコントロールすることができるのです。お風呂の温度は39度から41度の間がいいでしょう。42度以上だと交感神経が働いてしまい、入眠を妨げることになります。

朝のシャワーは熱めが良いですが、夜のお風呂は副交感神経を優位にするため、熱すぎない程度がいいでしょう。

特に冬の場合は、少しぬるく感じるかもしれないですが深部体温を上げるためには、40度程度のお湯に15分以上ゆっくりと浸かると効果的です。まるでチョコレートを湯煎するように、体を温めてください。

リラックスしたいのであれば、浴室の照明を消して入ると心地よさが増します。但し暗いので足元に充分注意してください。

⑥パジャマは眠りのユニフォーム

脳は着るものによってモードが変わるということを知っていますか？
例えば、男性は仕事の時にスーツを着てネクタイを締めるとシャキッとした気分になりますよね。女性もおしゃれをすると気分が上がりますし、デートの時など特別な場面ではワンピースやアクセサリーなどを身につけます。ファッションはＴＰＯに合ったものを、無意識に選んでいるでしょう。

このことは睡眠にも大きく影響しています。

睡眠に適した服装として、パジャマが重要な役割を果たします。パジャマは機能的でリラックスできて、木綿など汗を吸収して睡眠に最適です。でもそれ以上に大事なことがあります。脳が寝るためのモードに入るためのユニフォームが「パジャマ」なんです。

パジャマを着ることで「よし、これから寝よう」というモードになります。

よく「寝る用のＴシャツ」を着て寝る方がいます。確かに頭では寝る用と区分けしていますが、脳にとってはＴシャツはＴシャツで、昼間に着るものなのです。

子どもがＴシャツを着て寝ると子どもの脳は「まだまだ遊べるゾ！」と思っているのかもしれません。

休みの日に日中パジャマのまま過ごしていると体がダルかったりしませんか？　脳がまだ寝る時間だと思っています。日中のパフォーマンスを上げるには、パジャマから日中の服に着替えることで脳を起きるモードにスイッチする必要があります。家でもちゃんと着替える習慣を持つことが望ましいです。パジャマは「睡眠のユニフォーム」なんです。

では理想のパジャマはどういったものが良いのでしょうか？　リラックスするために、無地に近い落ちついたデザインが望ましいです。子どもはキャラクターものはかわいいですが、逆にワクワクしてしまうので、あまりおすすめしません。色的にはブルー系が鎮静効果があります。寝室のカーテンもブルー系がおすすめで、家具は木目調が安定感を与えます。自然の色に囲まれると心が落ち着くこともありますから、寝る環境を落ち着かせることも睡眠に良い影響を与えるでしょう。

⑦よい睡眠には北枕

「北枕は縁起が悪い」と聞いたことがあると思いますが、今日からその概念を１８０度変えてみせましょう。結論から言いますと、「よい睡眠には北枕」です。

北枕に関しては、仏教的に良くないとされていますが、その理由を知っていますか？

お釈迦様が北を向いて亡くなったからと言われています。ではなぜお釈迦様と一緒の方向を向いて寝てはいけないのか？

日本人には、偉い人の真似をするのは良くないという感覚が根付いています。尊敬すべき人と同じようなことをすることは、畏れ多いと考えられていたのです。お釈迦さまが北を向いて亡くなったからという理由で、北向きで寝ることはお釈迦さまに失礼なので、北向きで寝ることが許されるのは、亡くなった方だけです。この考え方が、日本人の心に根付いているのです。

一方、興味深いことに、インドの仏教徒は逆です。彼らは北を向いて寝るのです。これは、お釈迦さまのようになりたいという気持ちを表しているからだそうです。日本では常識でも、ちょっと俯瞰すると、180度意味が変わってくるので面白いですね。

睡眠に関して考えると、地球の磁場と関連しているというデータがあります。地球には磁石のように北極と南極があり、北半球では磁場が北から南へと向かって流れています。その流れに体を合わせることで、体の流れが良くなるとされています。

意外かもしれませんが、縁起が良い悪いという問題ではないのです。風水などでは様々な説がありますが、今回はそれを置いておいて、睡眠改善の面で考えると、北枕が身体に機能することが分かりました。

ベッド周りにも気を配る必要があります。近くに磁場を発するスマホなどがあるとせっかくの地球の磁場の流れを乱してしまいます。枕の周りには物を置かないようにしましょう。人間は寝ている間でも脳は情報を処理しようとするため、何かが枕元に置いてあると、それが落ちてくる心配があり、警戒心が出て深い眠りに入りにくくなります。枕元に本棚などを置いている人もいるかもしれませんが、それも避けるべきです。落ちてくる可能性を感じると安心して眠ることができません。できるだけ頭の周りには物を置かないようにしましょう。たとえば、すぐ横にタンスがあって上に物がある状況も避けた方が良いです。地震などが起こったときに、物が落ちてくることが一番怖い状況ですからね。

⑧ベッドでは寝ること以外しない

寝る前に、ベッドに入ってついついスマホでゲームをしたり、ＳＮＳをチェックしたり、漫画を読んでしまったりしていませんか？　ベッドは寝るための場所であり、スマホを触る場所ではありません。

脳は場所と行為で認知をします。ベッドでスマホを見ているとなにが起こるのでしょうか？　スマホを見ると楽しいですよね。好奇心を掻き立ててくれますし、新しい情報をくれます。刺激的な興奮も得られるでしょう。そんな生活を続けていると、脳がこんな勘違いを起こします。

「そうか！　このベッドは、娯楽場なんだ！」
「ベッドに入るとワクワクするぞ！」
「よし、今からはエンターテイメントの時間だ！」

脳は楽しいことを優先する傾向があります。布団に入った途端に「よし！　これから楽しいことが始まるぞ～！」とワクワクしてしまうんです。嬉しい、ワクワクすると脳は覚醒してしまいます。

睡眠改善を本気でしたいと思っている方は、寝室にスマホを持ち込まないことがおすすめです。「携帯の目覚ましで起きている」という方は目覚まし時計がおすすめです。

ただし、心臓に負担をかけないように、アラーム音には注意が必要です。あまりけたたましすぎる音で目覚めるのも身体によくないのです。

睡眠中は深部体温が下がり、連動して脈拍や血圧も下がっています。気持ちよく寝ている時に急に起こされると脈拍や血圧を日中活動する状態になるように、体中に血液を一気に送るため心臓に負担がかかります。

悪夢で飛び起きた時に、心臓がドキドキすることはありませんか？　お年寄りを急に起こすのも心臓に負担がかかり、あまりよくありません。

理想的な目覚め方としては、ゆっくりと太陽の明るさを感じることです。そのためにはタイマー設定ができる開閉式カーテンがいいですね。とにかく自分を目覚めさせたい時は、カーテンを開けて日の光を浴びましょう。

誰かを起こす際は、ゆっくりカーテンを開け、部屋の中に太陽の光を入れるのが効果的です。

朝やる「睡眠の質」爆上げルーティン

睡眠の質を向上させるための「朝やる『睡眠の質』爆上げルーティン」について詳しくお伝えします。このルーティンは、朝に行う一連の簡単な活動や習慣を通じて、より質の高い睡眠を実現するための方法を提供します。

①朝日を浴びる
朝日光を浴びることは、体内時計を調整し、睡眠サイクルを調整するのに役立ちます。毎朝、少なくとも30分間は屋外に出て、太陽の光を浴びましょう。

さらに睡眠ホルモンのメラトニンのもとであるセロトニンを作る大切な要素です。

②朝の運動
朝に軽い運動をすることは、体を目覚めさせ、エネルギーを与えます。ウォーキング、ストレッチ、ヨガなどの軽い運動を試してみてください。

③規則的な朝食

朝食を取ることは、血糖値を安定させ、夜間の断食から体を覚醒させます。たんぱく質、繊維、健康的な脂肪を含むバランスの取れた朝食を取りましょう。

④日常のリラックス

朝の時間をリラックスのために使いましょう。瞑想、深呼吸、読書、など、ストレスを軽減し、心を穏やかにする活動を行いましょう。

⑤睡眠環境の整備

朝にベッドメイキングを行い、寝室を整えましょう。乱れた寝室をそのままにせず朝に整えることで頭もすっきりして日中のパフォーマンスが上がり、さらに清潔で快適な寝室環境は、良質な睡眠をサポートします。

この「朝やる『睡眠の質』爆上げルーティン」を毎日実践することで、睡眠の質を向上させ、よりリフレッシュした状態で新しい一日を迎えることができるでしょう。このルーティンを続けることで、長期的な睡眠の健康を維持できます。

睡眠の質を上げるストレッチ方法

寝る前に行うと良い睡眠に効くストレッチの一例を紹介します。全部行っても5分程度で終わりますので、習慣化もしやすいです。ベッドの上で行ってもかまいません。

ストレッチを行う際には、ゆっくりとした動作で行い、無理なく体を伸ばすように注意してください。痛みを感じた場合や医師から制約がある場合は、事前に専門家に相談することをお勧めします。

ネックストレッチ

●座っているか寝転んで、ゆっくりと頭を一方向に傾けます。

●肩から首までの筋肉を感じるように、15～30秒キープします。

●反対側も同様に行います。

背骨伸展

●仰向けに寝て、腕を床に伸ばします。
●同時に脚も伸ばし、全身を引き伸ばすようにします。
●15〜30秒維持します。

ハムストリングストレッチ

●床に座り、片脚を伸ばします。
●反対の脚を曲げ、伸ばした脚のつま先を軽く触れるように手を伸ばします。
●15〜30秒キープし、脚を交換します。

肩甲骨ストレッチ

●立っているか座っている状態で、背中を伸ばします。
●肩甲骨を寄せるようにして、胸を開きます。
●15〜30秒保持します。

これらのストレッチは、緊張を緩和し、筋肉をほぐすのに役立ちます。ただし、個々の体調や健康状態によっては、適切でないこともありますので、注意深く行ってください。また、睡眠の質を向上させるためには、日中の運動や健康的な生活習慣も大切です。

睡眠に良いサプリメント

睡眠は、日々の活動から回復するために不可欠なプロセスであり、適切な栄養摂取が重要です。その中でも、特定の栄養素が睡眠の質を向上させるのに特に効果的です。

トリプトファン

睡眠に欠かせないアミノ酸であるトリプトファンは、寝る16時間前の摂取が重要です。１日に約５００ｍｇのトリプトファンを取ることで、体内でセロトニンやメラトニンなどの睡眠に関連するホルモンの生成を促進します。

マルチビタミンミネラル

睡眠に関与するさまざまな栄養素を一度に補給できるマルチビタミンミネラルサプリメ

ントは、バランスの取れた食事が難しい場合に役立ちます。ビタミンB群やマグネシウムなどは、神経系の正常な機能に寄与し、睡眠の質を改善します。

プロテイン

筋肉の修復と成長に欠かせないプロテインも、睡眠時に重要な役割を果たします。質の高いプロテインを摂取することで、夜間における筋肉のリカバリーが促進され、より深い睡眠が期待できます。

さらに、自然な睡眠を促進するためには大豆など植物由来のサプリメントがおすすめです。

バレリアン

バレリアンは、自然なリラックス効果で知られるハーブです。就寝30分前に摂取することで神経を鎮め、安眠をサポートします。

また、睡眠の質を向上させるだけでなく、腸の健康も考慮することが重要です。

タウリン
タウリンはアミノ酸の一種で体内でさまざまな重要な役割を果たしています。
睡眠に関しても次のような重要な働きがあります。
・脳内の抑制神経伝達物質として働き不安状態や興奮をやわらげるGABA（ギャバ・ガンマアミノ酪酸）の作用を強化しリラックスと睡眠を促進する。
・覚醒を促すホルモンのコルチゾールの分泌を抑制してストレスや不安が軽減される。
・脳の松果体の機能をサポートし睡眠ホルモンであるメラトニンの生成を促進する。
・幸せホルモンと言われるセロトニンの代謝に関与しセロトニンのレベルを適切に保ちリラックス感を促進する。
・交感神経の過剰な活動を抑制し副交感神経の活動を促進しリラックスしやすくなる。
・深い睡眠に入るための深部体温を下げる働きがあるとの研究結果があります。

食物繊維
豊富な食物繊維を摂取することで、腸内環境が整い、不快な腹部の不調を軽減します。
これが良い睡眠環境を整える一環となります。

乳酸菌とビフィズス菌
腸内細菌のバランスを整えるためには、乳酸菌とビフィズス菌が欠かせません。これらの善玉菌を摂取することで、腸内フローラが改善し、緊張や不安を軽減し、質の高い睡眠につながります。（腸の中はさまざまな菌が存在しまるでお花畑のようなので腸内フローラと言われます）

賢明な食事選択とサプリメントの活用は、健康な睡眠環境の構築において重要な要素となります。日々の生活に取り入れ、良質な睡眠を手に入れましょう。

通院・治療されている方は医師の指導のもとにご利用ください。

かんたん「よかった」「ありがとう」呼吸法

日本の脳波研究の第一人者である志賀一雅先生の唱える「よかった・ありがとう」呼吸がよい睡眠におすすめです。

この呼吸法はとても簡単で布団に入って目をつむりゆっくり深呼吸をします。その時に息を吸いながら「よかった」と思って、息を吐きながら「ありがとう」と思う。これを寝つくまで繰り返すだけ。

①するとドーパミンというホルモンが分泌されて喜びを感じさせ、気持ちを落ち着かせてくれます。

②眠りに必要な7・8ヘルツのスローアルファ波が増えていきます。眠りにつきやすくなると同時に喜びと幸福を感じられるようになり、よい睡眠が得られて、さらに自然治癒力も高まります。

志賀一雅著「神さまの周波数とシンクロする方法」参照

自分への感謝ワーク

感謝をすることはとても大切なことです。

両親家族に感謝、ご先祖様、神様、友達や同僚。先生やお世話になった方、好きな人、そうでない人にも関係なく、全ての人に感謝する。さらに身の回りから自然や地球、宇宙に至るまで全てが自分とつながっているので感謝することがとても大切です。

しかし、その中でも一番感謝してほしいのがあなた自身です。

ここではあなた自身に感謝するワークをお伝えします。

あぐらをかいて座るかイスにすわってください。イスに座る時は足のウラがしっかり地面や床についていること、手のひらを上に向けてひざの回りにおいてください。

①目をつむってゆっくり口から息を吐く。その時に体の中のいらないものを全て吐き出すイメージでお腹をしぼりきって最後まで息を吐ききる。

②ゆっくりお腹をふくらませて鼻から大きく息を吸う。その時は光とエネルギーが体の隅々にまで行き渡るイメージで限界まで吸う。リラックスできたら普段の呼吸に戻す。

③体の各部位に一つずつ感謝する。

髪の毛に「いつも頭を守ってくれてありがとう」

目に「いろんなものを見せてくれてありがとう」

鼻に「いろんなニオイを教えてくれてありがとう」「新鮮な空気を吸ってくれてありがとう」

耳に「あらゆる音を聞かせてくれてありがとう」
口に「体の栄養になる食事を食べさせてくれて、ありがとう」
くちびるに「想いを言葉に変えて伝えてくれてありがとう」
手に「細かい作業をしてくれてありがとう」
足に「いろんな場所へつれていってくれてありがとう」
心臓に「お母さんのお腹の中にいる時から今までずっと休むことなく体の隅々まで血液を送り届けてくれてありがとう」
肺に、胃に、腸に腎臓に副腎、子宮に、睾丸に、体を形つくってくれている骨に、体を動かしてくれる筋肉に、体を守ってくれている皮ふに、体中に血液を運んでくれる血管に、情報を伝えてくれる神経に、老廃物を取り除いておそうじしてくれるリンパに、これら全ての臓器に指示を出してくれる脳に感謝。

そしてあなたをつくりあげている37兆個の一つ一つの細胞に感謝を伝えましょう。
あなたには37兆個の味方がいるのです。
最後に両手で自分を抱きしめて
あなたの魂に感謝の言葉を言ってあげましょう。

夢の奥深き世界への案内状　睡眠日記のすすめ

睡眠は私たちの日常生活において極めて重要な要素であり、質を向上させるためには自己観察が欠かせません。睡眠日記をつけることは、夢の中に隠れたメッセージや睡眠習慣の理解に繋がり、より充実した睡眠、そして爽やかな朝を迎える手助けとなります。

夢の解読

夢の内容や出来事を詳細に書き留めることで、潜在意識のメッセージや感情を垣間見ることができます。夢のテーマや感情の変化を追うことで、自己理解を深め、日中のストレスや課題に対処するヒントを見つけることができます。

睡眠パターンの把握

睡眠日記は、就寝時間や目覚めた時間、夜中に目が覚めた回数など、睡眠パターンを正確に把握するのに役立ちます。これにより、自身の生体リズムや睡眠の周期を理解し、質の高い睡眠を促進するための調整が可能になります。

生活習慣の影響の洞察

食事や運動、ストレスレベルなどの生活習慣は睡眠に直結しています。睡眠日記をつけることで、これらの要因が睡眠に与える影響を把握しやすくなります。たとえば、特定の食べ物やアクティビティが睡眠に影響を与えている場合、それを記録することで改善策を見つける手がかりとなります。

感情と睡眠の相関

睡眠は感情と深く結びついています。ストレスや不安が高まっているときには、その影響が睡眠にどのように表れるかを把握し、対処策を見つけることができます。

睡眠日記は、自分の睡眠パターンや夢の奥深いメッセージに気づく手段として、睡眠習慣を向上させる上で貴重なツールとなります。

是非この機会に、あなたがときめくノートとペンを購入し、毎晩の観察と記録を通じて、深い眠りと目覚めの喜びを発見してみましょう。

習慣化が定着のキモ

今日からサクッとできる睡眠改善法をお話ししてきました。しかし、いくらここで知識をつけたからといって「習慣化」しなければ全く意味がありません。人はどんどん忘れていく生き物ですし、楽な方へいきたい生き物です。どの方法が自分に合っているのかを知り、毎日実行し、習慣化をしていくことが睡眠の質を上げる鍵となります。

「自分はどの方法が合っているのか？」

「どこから始めたらいいのか？」

など、知りたい方は一度藤井までご相談くださいね。

なぜホテルには天井に照明がついていないのか

ホテルに泊った時なんとなく暗いなぁと感じたことはないですか。

なぜホテルには天井に照明がついておらず、間接照明のような明かりしか無いのかご存じですか？　答えはかんたん、ホテルは寝る所だからです。

ホテルの照明は天井にはなく、ベッドサイドに間接照明のような形で設置されているところがほとんどです。明るい場所で寝ると、睡眠の質が悪くなるからです。ホテル側としても、お客様がせっかく羽を伸ばして宿泊してくださるならいい眠りを提供したい。しかし天井に蛍光灯の明かりをつけてしまうと、うっかりつけっぱなしで寝てしまった際、最悪の睡眠になってしまうからなのです。

そもそも、エジソンにより「電気」が開発されるまでは、夜に天井が明るいという現象はありませんでした。では、どの明るさが一番睡眠に適しているのでしょうか？

「照度計」というアプリがあるのですが、ぜひ無料なのでダウンロードしてみてください。部屋の明るさをルクスで、はかることができます。

図25　なぜホテルの天井には照明がついていないのか？

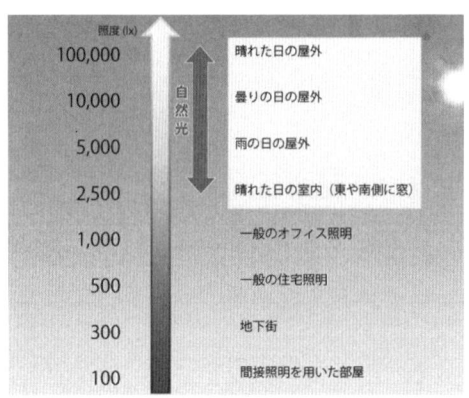

https://natgeo.nikkeibp.co.jp/nng/article/20150107/430923/?P=4

晴れた日の屋外は10万ルクスもあります。雨の日の屋外は約５０００ルクスぐらいです。一般的なオフィスや家の中だとどうでしょう？　会社の中は約１０００ルクス。家の中は約５００ルクス。リビングの明るさは３００~５００ルクスくらいです。目を覚ますためには、約２０００ルクスぐらいがちょうど良い明るさです。

夜の睡眠には２００ルクス以下が良いとされています。リビングの明るさが約５００ルクスだと、メラトニン（睡眠ホルモン）が出なくなる可能性があるので注意が必要です。

明るい場所では、メラトニンの分泌が減ってしまい、良い睡眠が得られなくなります。

明るい場所でのうたた寝もメラトニンが出

ないため、良い睡眠にはなりません。

本来の良い睡眠にはやはり100ルクス以下の明るさが理想的です。200ルクスでも問題はありませんが、3時間ほど経つとメラトニンの分泌が半分ほどに減少してしまいます。

真っ暗にして寝るのがいいですが、本来、人間は闇が怖いものです。足元でほんのり見えるくらいに間接照明などを利用してみてください。

さらに、照明をつけたまま寝ると、睡眠中に脳の疲れが取れず疲れを取るためのカロリーも消費しない。ということは、照明をつけたまま寝ると太るのです。体重やスタイルを気にしている方は、ぜひ照明は消して寝ましょう。

まとめ　睡眠が変われば人生が変わる

日本では「寝る間も惜しまずに働くことが素晴らしい！」という美徳が根付いています。

日本人は元々農耕民族。稲を育てたり、野菜を作ったりするのがメインの仕事でした。ちょっと目を離すと枯れたり、雑草が生えたり虫に食べられたりと、手を抜くわけにはいきませんでした。

そのため、日本人の多くは仕事に対して常に真剣に取り組み、勤勉さが評価されるようになったのです。

日本人は、仕事が中心で、仕事の合間に休めたらいいなぁくらいの認識でした。

その一方、欧米人は狩猟民族であり、原始時代から寝不足でマンモスに立ち向かうと大変なことになりました。

狩猟に集中するにはまず身体を休めて、パフォーマンスを最大限に上げる必要があります。彼らは休むことで働けるようになり、休暇を利用して身体を整えます。「しっかりと身体を休ませないと、仕事にならない」という休むことでパフォーマンスが上がるという考え方なのです。

一週間のカレンダーが日本では月曜始まりで最後に休みの日曜日があるのに対して、欧米は日曜日始まりが多いのもこのようなことが関係しているのかもしれませんね。

だとしたら欧米人がバカンスやバケーションを大切にする意味も分かるような気がします。日本人は休むことに対して、消極的な考え方を持っています。

休暇を取ることは自分の居場所を失うような感覚になるほど、仕事に対して気を使っています。

健康のバランスには栄養・運動・睡眠の三つがありますが、日本人は栄養と運動には気を使いながらも、睡眠の重要性をあまり理解していません。その要因の一つに日本人の気質として、他人からどう見られるかが気になることが考えられます。

人からひ弱そうとか不健康に見られるといやなので、良く見られるためにしっかりと栄養をとったり運動で体づくりをします。

しかし睡眠中に見られるのは家族くらいのものであまり人の目が気にならない。そのため、睡眠が重要なものとして認識されにくいのかもしれません。

日本では睡眠に対する教育があまり行われておらず、栄養や運動のように教育システムに取り入れられていないことも要因の一つです。

明治維新以降に西洋文化を取り入れる際、働き方が西洋式に変わる一方、睡眠に対する意識は変わりませんでした。睡眠の意識も西洋式に変わっていれば、日本は睡眠後進国になっていなかったでしょう。

本書を熟読していただくことで、睡眠の大切さを再認識し、睡眠をおざなりにするのは「もったいない」と思える日本人が増えて欲しいです。心と身体を健康に保つために、今一度、自分の睡眠を見直す機会が必要だと思っていただければ幸いです。

がんや認知症などの病気になってからでは遅いのです。この本を手にしたあなたは、まだ睡眠の質を改善する余地があります。睡眠の大切さに気付き、自分自身や大切な人々のために睡眠を改善することを願っています。

私自身、52歳でがんになったことが転機となり、サラリーマンを辞め、今では睡眠の大切さを広めるという、自分らしい人生に変わりました。「睡眠」は私の残された人生を懸けて伝えていきたいテーマです。

最後に自信を持ってお伝えさせてください。

「睡眠が変われば人生が変わる」

【参考文献】

・「スタンフォード式最高の睡眠」西野精治
・3時間で8時間分のパフォーマンス「ハイパフォーマンス睡眠」山口真由子
・「成功する人ほどよく寝てる」前野博之
・「スリープ・レボリューション」アリアナ・ハフィントン

・6時間睡眠は2日徹夜と同じ？｜長時間労働を防ぐ労務管理とは
https://hrnote.jp/contents/a-contents-4252/
・2時間の睡眠不足、自動車事故のリスク倍増　米研究
https://www.cnn.co.jp/fringe/35093335-2.html
・「食と認知機能」についての意識調査　なりたくない病気の1位は「認知症」糖尿病は4位
https://dm-net.co.jp/calendar/2021/030833.php
・今からできる認知症予防
https://www.hosp.kobe-u.ac.jp/gairai/docs/dementia03.pdf

【特典】

いい睡眠の7ステップPDF
https://lin.ee/sqL1wWKE

MEMO

【著者】

藤井英三（Eizo Fujii）

一般社団法人ライフシフト睡眠メンタリーヘルス協会代表理事
1961年生まれ大阪育ち
スーパーマーケットに34年勤務、化粧品バイヤー、e-コマース営業部長

52歳でがんを発症、その原因が睡眠不足と理解し睡眠栄養指導士となる。睡眠の重要性を伝えるために講演・研修活動を始める。
現在は睡眠アドバイザー育成も積極的に推進している。

研修　奈良県警察本部、奈良商工会議所、兵庫県高等学校教職員組合、大阪市立中学校
上場企業多数

ホームページ
https://lifeshift-suimin.com

LINE
https://lin.ee/WmUYSpII

睡眠は朝からはじまる

2024年11月26日　初版第1刷発行

著　者　藤井英三
発行者　延對寺哲
発行所　株式会社ビジネス教育出版社

〒102-0074　東京都千代田区九段南4－7－13
TEL 03(3221)5361(代表)／FAX 03(3222)7878
E-mail ▶ info@bks.co.jp　URL ▶ https://www.bks.co.jp

印刷・製本／ダイヤモンド・グラフィック社
ブックカバーデザイン／飯田理湖
本文デザイン・DTP／ダイヤモンド・グラフィック社
編集協力／雨音なり
落丁・乱丁はお取替えします。

ISBN978-4-8283-1047-3